APPUYEZ ICI !

MASSAGE PRÉNATAL

~POUR LES DÉBUTANTS~

APPUYEZ ICI !

MASSAGE PRÉNATAL

~ POUR LES DÉBUTANTS ~

ISABELLE TROMBERT

FIRST ÉDITIONS

La collection "Press Here" (Appuyez ici) est un concept original de Quarto Publishing Plc.

Cet ouvrage a été proposé par Fraich Touch.
ISBN : 978-2-412-09519-5
Dépôt légal : septembre 2024
Imprimé en Italie

Directrice éditoriale : Marie-Anne Jost-Kotik
Responsable éditoriale : Aline Sibony
Éditrice : Anne Foubert
Mise en pages et illustrations : Fabrice Del Rio Ruiz

Éditions First, un département d'Édi8
92, avenue de France
75013 Paris - France
Tél. : 01 44 16 09 00
Fax : 01 44 16 09 01
E-mail : firstinfo@editionsfirst.fr
Site Internet : www.pourlesnuls.f

SOMMAIRE

BIENVENUE

LE MOT DE L'AUTRICE

J'ai eu la chance immense d'apprendre la physiologie de la grossesse et de la femme enceinte auprès d'une sage-femme libérale qu'il pratiquait les accouchements à domicile. Merci Anne pour tout ce que tu m'as enseigné. Pendant plusieurs années j'ai pu comprendre les besoins de la femme dans toutes les étapes de ce processus, mais également la biomécanique du bassin et du rachi durant toute la grossesse et l'enfantement.

Cela m'a permis de dépasser toutes mes peurs et tous mes questionnements afin d'être capable de donner le meilleur des massages pour une femme enceinte. Aujourd'hui, je suis ravie de partager avec vous tout ce savoir et de le mettre à la disposition du plus grand nombre, afin que les coparents et l'entourage des femmes enceintes puissent leur prodiguer de merveilleux massages, aussi souvent qu'elles en ont besoin.

Les femmes enceintes sont solides, puissantes, leur corps réalise quelque chose d'incroyable. Néanmoins, elles ont besoin d'être portées, accompagnées et soutenues par leur entourage. Un toucher aimant, bienveillant, apaisant, relaxant est le plus beau cadeau que vous puissiez leur faire.

Je vous souhaite de merveilleux massages !

Avertissement

LES INFORMATIONS CONTENUES DANS CE LIVRE NE REMPLACENT PAS UNE FORMATION PAR UN PROFESSEUR DE MASSAGE QUALIFIÉ. LES MÉTHODOLOGIES PRÉSENTÉES NE DOIVENT ÊTRE APPLIQUÉES QUE BÉNÉVOLEMENT AUX LECTEURS ET À LEURS PROCHES. SI VOUS ÊTES SÉDUIT PAR CE QUE VOUS APPRENEZ ICI, JE VOUS RECOMMANDE DE VOUS INSCRIRE À UNE FORMATION HOMOLOGUÉE EN MASSAGE DE BIEN-ÊTRE DESTINÉ AUX FEMMES ENCEINTES .

À PROPOS DE CE LIVRE

1

Avant de commencer

Cette partie introductive vous permettra de comprendre les effets et les bienfaits du massage prénatal aux différents stades de la grossesse.

2

Les principes de base

Bien installer la future maman et appréhender son massage, des positions des mains aux manœuvres de base en passant par les huiles nécessaires : découvrez dans cette partie la préparation indispensable à la réussite de votre massage.

3

Masser les zones du corps

PAGES 35-125

Retrouvez dans cette partie le type de massage adapté à la zone du corps. Suivez les pas à pas pour une séance optimale.

EXPLICATIONS ET CONSEILS

LES CONSEILS PAS À PAS VOUS EXPLIQUENT COMMENT VOUS DÉPLACER DANS VOTRE MASSAGE.

DESSINS DE SITUATION

DES DESSINS VOUS EXPLIQUENT QUELLE POSTURE PRENDRE, QUELLES TECHNIQUES EMPLOYER.

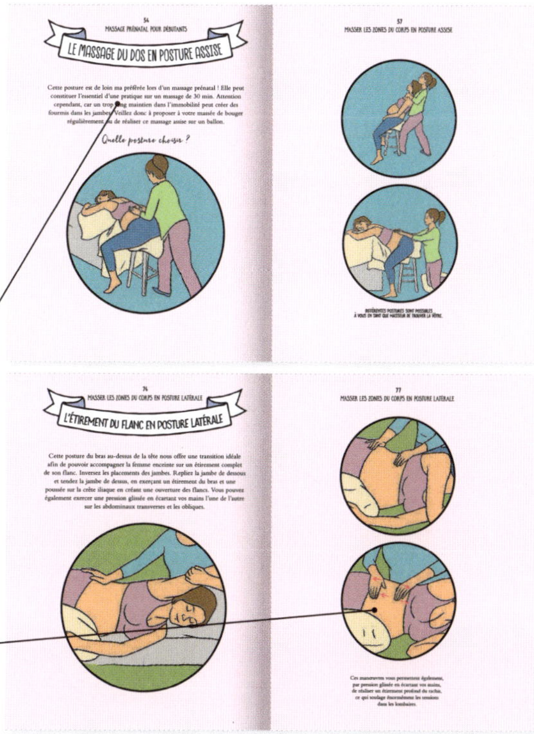
54
MASSAGE PRÉNATAL POUR DÉBUTANTS
LE MASSAGE DU DOS EN POSTURE ASSISE
Cette posture est de loin ma préférée lors d'un massage prénatal ! Elle peut constituer l'essentiel d'une pratique sur un massage de 30 min. Attention cependant, car un trop long maintien dans l'immobilité peut créer des fourmis dans les jambes. Veillez donc à proposer à votre massée de bouger régulièrement ou de réaliser ce massage assise sur un ballon.
Quelle posture choisir ?
57
MASSER LES ZONES DU CORPS EN POSTURE ASSISE
DIFFÉRENTES POSTURES SONT POSSIBLES.
À VOUS EN TANT QUE MASSEUR DE TROUVER LA VÔTRE.
76
MASSER LES ZONES DU CORPS EN POSTURE LATÉRALE
L'ÉTIREMENT DU FLANC EN POSTURE LATÉRALE
Cette posture du bras au-dessus de la tête nous offre une transition idéale afin de pouvoir accompagner la femme enceinte sur un étirement complet de son flanc. Inversez les placements des jambes. Repliez la jambe de dessous et tendez la jambe de dessus, en exerçant un étirement du bras et une poussée sur la crête iliaque en créant une ouverture des flancs. Vous pouvez également exercer une pression glissée en écartant vos mains l'une de l'autre sur les abdominaux transverses et les obliques.
77
MASSER LES ZONES DU CORPS EN POSTURE LATÉRALE

1 AVANT DE COMMENCER

POURQUOI LE MASSAGE PRÉNATAL

Ce qu'il se passe dans le corps de la femme durant sa grossesse est quelque chose de tellement spécifique et de tellement singulier qu'un simple livre sur le massage relaxant ne saurait répondre à toutes les questions que l'on peut se poser. Il peut néanmoins être un compagnon idéal pour soulager bien des petits maux…

Tout d'abord, il vous faudra prendre en compte les contre-indications à la pratique du massage de la femme enceinte. Concrètement, elles sont peu nombreuses. Cependant, il est important d'avoir une certaine vigilance et de comprendre ce qu'il se passe dans le corps à ce moment-là.

Ensuite, savoir distinguer les priorités et quels peuvent être les besoins à cibler particulièrement durant la pratique du massage, sur un simple aspect logistique, comment s'installer pour pouvoir caler le corps et se trouver dans une posture confortable. Certaines positions peuvent être très compliquées pour une femme enceinte, nous devons donc mettre en place des ajustements, trouvez d'autres façons de faire, et inventer des solutions.

Il est enfin intéressant et nécessaire d'aborber le bien-être et la détente pendant l'enfantement, ainsi que dans le post-partum. Vous voyez donc qu'il y a beaucoup de spécificités à prendre en compte et que le massage de la femme enceinte va bien au-delà d'un massage relaxant basique.

Cette pratique est véritablement importante au-delà du bienfait physique, elle permet d'aller beaucoup plus loin dans la relation et dans l'accompagnement. Elle permet au co-parent de pleinement pouvoir s'impliquer dans le processus et se sentir utile voire incontournable pour sa compagne.

Parfois, l'intimité et la sexualité peuvent être difficiles pour un couple qui attend un enfant et le massage peut se révéler un merveilleux espace de complicité, de tendresse et d'amour en attendant le retour du désir.

Le massage de la femme enceinte est un merveilleux accompagnement contre la douleur durant l'enfantement et peut permettre de tendre la main à une femme qui serait dans une dépression du post-partum afin de recréer le lien.

Les fameuses huiles essentielles, même si elles sont très controversées, peuvent être utilisées pendant la grossesse, si et seulement si elles ne contiennent ni phénols, ni cétones, ni aldéhyde cinnamique. Je serai là pour vous rendre les choses simples !

S'ADAPTER Á CHAQUE ÉTAPE DE L'ENFANTEMENT

Du premier au quatrième trimestre (parce que oui, il y a bien 4 trimestres à vivre pour la femme lors d'une grossesse), votre corps va connaître de nombreux changements qu'il est important de comprendre pour pouvoir accompagner…

Le premier trimestre : de nouveaux repères dans le sacrum et le bassin

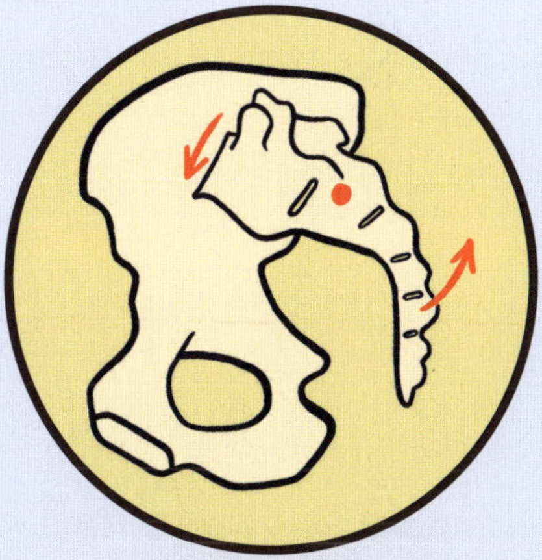

En tout début de grossesse on observe un pic de l'hormone nommée la relaxine. Elle a pour fonction le relâchement des ligaments du bassin ainsi que de la symphyse pubienne afin de permettre la contre-nutation du sacrum pendant la grossesse ainsi que la contre nutation pendant la dernière phase de l'accouchement pour le passage de l'enfant dans le bassin.

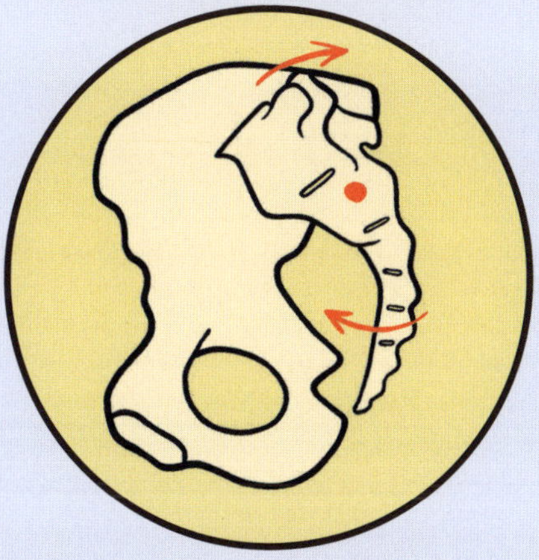

C'est donc une grande période de tension au niveau du bassin, du bas du dos dans les lombaires ainsi que les fessiers. Ces nouveaux repères et ces grands bouleversements ne se font pas ressentir que dans le bassin, c'est aussi le moment des grandes décisions, des grands questionnements qui peuvent être parfois déstabilisants. La future maman a donc besoin de recevoir un soin qui à la fois l'accompagne au niveau de son pelvis, mais également quelque chose de très global et harmonisant afin de se retrouver et de se sentir en harmonie.

Le deuxième trimestre : le dos et les fessiers

Ce trimestre est résolument la période où nous serons en focus au niveau du dos, particulièrement si les blocages dans le sacrum du premier trimestre n'ont pas été résolus. De plus, le centre de gravité commence à se déporter et la femme peut se mettre à cambrer (nous l'encourageons à gainer au maximum en ramenant le bébé contre la colonne).

Il sera donc question de décambrer les lombaires, tout en soulageant les dorsales et les cervicales.

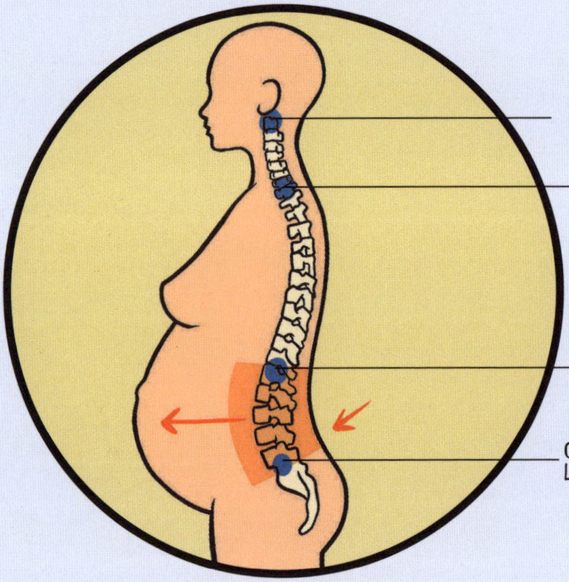

Le troisième trimestre : les jambes et la respiration

En fin de grossesse l'enjeu est double. Tout d'abord, sur le plan circulatoire,le retour veineux peut être difficile, du fait du poids du bébé et de la place qu'il occupe dans le bassin (voir schéma). Les jambes ont tendance à gonfler générant à la fois des problèmes circulatoires et lymphatiques. Nous veillerons donc à prodiguer des massages des jambes favorisant la remontée des fluides vers le haut du corps.

Ensuite, nous pourrons aider l'ouverture de la cage thoracique et le dégagement de l'axe de la respiration, puisque, malgré l'écartement de la cage thoracique lors du dernier trimestre, la future maman dispose de beaucoup moins d'espace pour respirer. Elle peut en ressentir de grandes tensions dans les épaules.

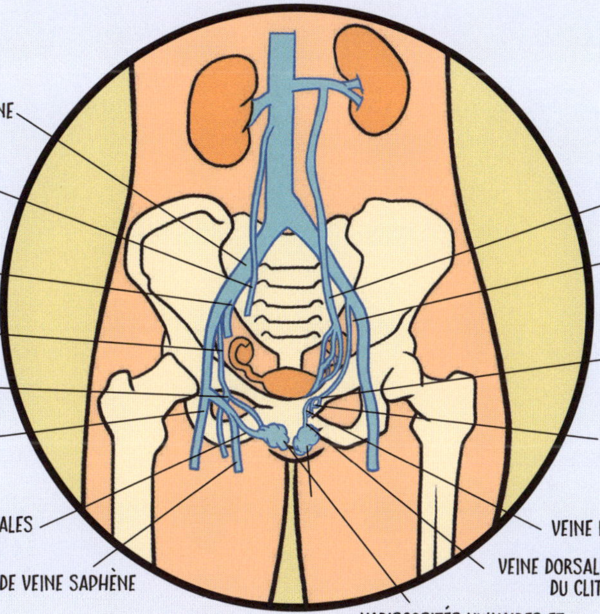

Pendant la naissance : accompagner la douleur, trouver son rythme

Pendant l'accouchement, le massage peut se révéler extraordinaire en accompagnement des contractions et de la douleur, notamment pour tout ce qui concerne l'étirement du rachis, le relâchement du périnée, grâce à la détente des cuisses et des fessiers.

Il permet de trouver son rythme, d'entrer dans le processus de délivraince avec beaucoup plus de douceur et de se laisser traverser par ce qu'il se passe avec plus de confiance et de ressources.

Il permet au coparent de jouer un rôle majeur, de se sentir utile et efficace. Il prend ainsi part à la venu au monde du bébé.

Le quatrième trimestre et le post-natal : récupérer, se retrouver

Une fois le tsunami de la naissance passé, et dès les premiers jours, une séance de massage permet de se retrouver, de se réapproprier son corps et de relâcher les muscles. Elle permet également d'apaiser les courbatures, de soulager les tensions liées à la posture d'allaitement et de favoriser la détente d'un périnée meurtri. Enfin, l'acte de masser permet d'accueillir le rapport à un nouveau corps qui ne sera peut-être plus jamais tout à fait le même.

2 LES PRINCIPES DE BASE

SE PRÉPARER, S'INSTALLER

Avant toute chose, pour préparer au mieux une installation favorable au massage d'une femme enceinte, le plus important est de rester vigilant à la fermeté du support sur lequel la personne va être massée. Le matelas, le tatami ou encore le tapis doivent avant tout être suffisamment fermes pour bien soutenir le corps lors des pressions glissées. L'idéal étant bien évidemment une table de massage.

Une fois le support choisi et couvert d'une grande serviette en éponge ou d'un paréo, munissez-vous de grands traversins et de coussins afin de pouvoir caler le corps en posture latérale, telle qu'indiqué sur le dessin.

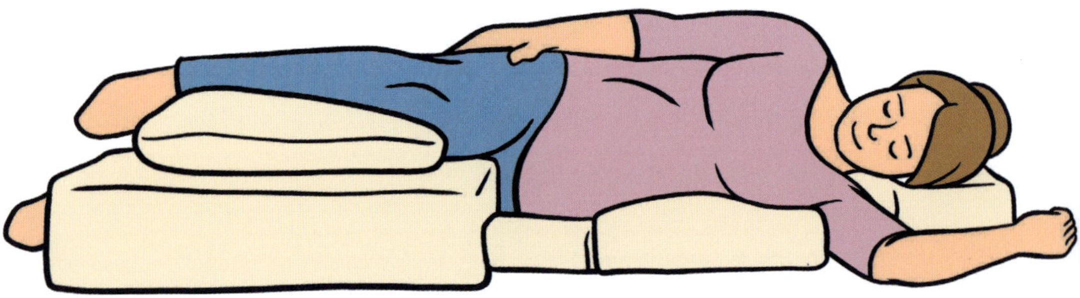

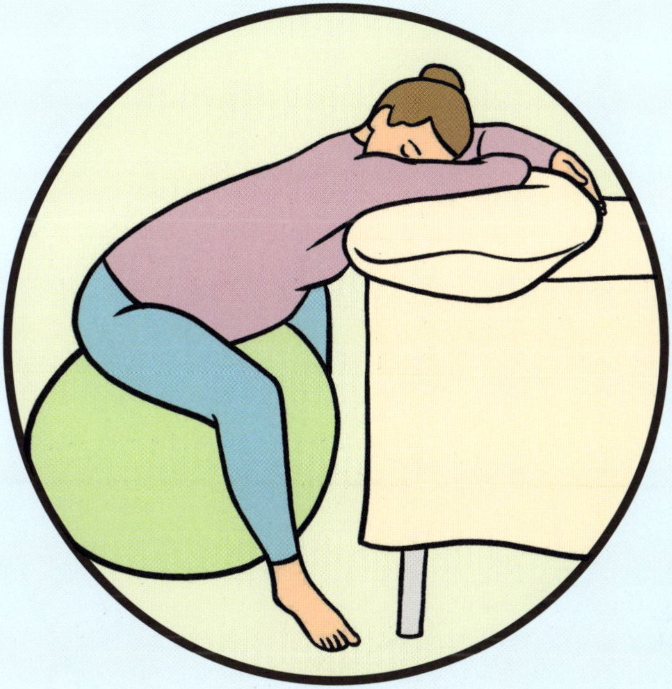

Ma posture préférée pour le massage du dos est celui-ci : la future maman assise sur une chaise ou un grand ballon et en appui sur une table, un lit ou une table de massage, les bras et la tête reposant sur un gros coussin. Elle est vêtue d'un grand paréo que vous nouez dans son dos et qui vous permet d'accéder librement à toute la zone pour la masser.

LA MAIN ET LE TOUCHER

Le toucher est le reflet de notre intelligence émotionnelle. Il nous permet d'entrer en relation avec l'autre et se fait l'écho de notre âme ; propre à chacun de nous. Indispensable au massage, le toucher sera abordé ici sous un angle purement technique.

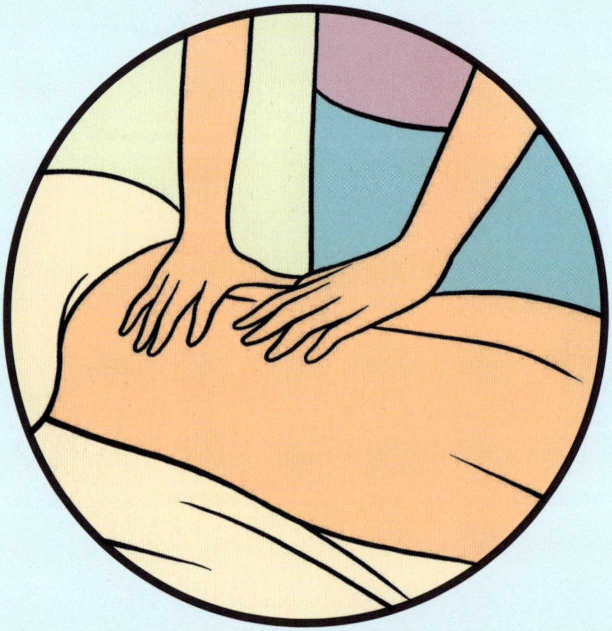

L'intention

L'intention est un processus mental où le masseur construit consciemment un objectif lorsqu'il s'engage dans le massage. Cela est influencé par les souhaits, la volonté, le « vouloir faire », les désirs, du masseur et cela cherche à répondre à la demande, aux attentes du client. L'intention qui nous accompagne dans ce livre est le relâchement musculaire, la détente du tissu.

La direction

La direction est le sens dans lequel le mouvement est pratiqué. Par exemple, un effleurage qui remonte vers le cœur, dans la direction du cœur favorisera le retour sanguin dans les veines. Un massage donné perpendiculairement au sens des fibres, étire le tissu musculaire et décolle les adhérences.

Par exemple, on retrouve ici le sens d'apaisement des muscles qui vous permet de réaliser des effleurages des plus relaxants.

La vitesse

La vitesse est souvent déterminée par l'intention.

Plus je vais chercher à apaiser, détendre, relaxer, relâcher les tensions, réconforter, rassurer, plus je vais être lent dans mon massage. Plus je souhaite réchauffer, dynamiser, motiver, préparer un tissu, plus mes mains travailleront rapidement.

L'amplitude

L'amplitude de mouvement varie d'une façon incroyable dans le massage. Elle va de quelques millimètres à plus d'un mètre si l'on couvre toute la hauteur du corps.

Les « petits » gestes permettent la profondeur, la précision, l'efficacité du massage. La délicatesse aussi !

Les « grand » mouvements permettent les liaisons : on fait connaissance, on créé la confiance, on va d'une zone à l'autre... Cela permet les transitions, et, surtout, c'est l'outil numéro un pour donner un sentiment d'harmonie et de globalité au massage.

La répétition

La répétition est le nombre de fois où vous allez répéter un mouvement au même endroit, à la suite. Généralement, nous répétons les mouvements un nombre de fois impair. Cela crée un rythme à trois temps dans le massage, très apaisant et en même temps léger et dynamique.

Si nous utilisons un nombre pair : 2 mouvements, 4 mouvements, cela plombe énormément la pratique et il y a rapidement une sensation de manque d'air, d'étouffement. Ce sera donc quelque chose à éviter.

La répétition entend également l'idée de ne pas rester sur la même zone de massage trop longtemps. D'une part, cela n'a pas d'intérêt en terems d'efficacité et, d'autre part, il est de la responsabilité de la personne qui (se) masse d'équilibrer le toucher de façon harmonieuse sur les différentes parties du corps. Il n'est pas obligatoire de faire exactement le même massage sur la jambe droite et gauche mais y passer le même temps est important.

La profondeur (ou puissance)

La puissance de la force que le masseur exerce sur le corps avec ses bras, coudes, mains, doigts, paumes, pouces… détermine la pression et donc la profondeur du massage. Cette puissance est contrôlée par le praticien et en accord avec l'intention, le but du massage.

Lorsque la pression est exercée avec l'ensemble de la main, du bras ou de la paume, le geste ressenti est plus doux, et relaxant.

Lorsque cette même pression est exercée en un point par un pouce, un doigt ou la pointe du coude, c'est beaucoup plus intense, profond et concentré.

Nous ne devons pas blesser, heurter ou rendre le massage inconfortable. Aussi, c'est pourquoi nous allons faire très attention à travailler avec délicatesse ; et je parle aussi et bien sûr pour l'automassage, car les sportifs, à la fin d'un entrainement ne sont pas toujours tendres avec eux-même. Sur un muscle encore chaud et souple, il arrive de ne pas se rendre compte de la force des étirements passifs ou des massages. Nous devons ressentir le « Mmmm c'est bon cette profondeur ! » et non pas le « Ouh ah ouch aïe ça fait mal ! ».

Nous irons donc LENTEMENT – PROGRESSIVEMENT – PROFONDEMENT pour décongestionner les muscles, les tissus, le membre, le corps.

Le masseur doit estimer la profondeur avec justesse et pour cela beaucoup communiquer avec son client. L'intention est l'élément le plus déterminant dans la gestion de la profondeur. En se référant à ce que l'on veut faire, le muscle et la tension que l'on souhaite atteindre, on peut doser jusqu'où ira le geste.

La cohérence

Masser avec intelligence, c'est permettre de façon logique à la personne de se retrouver et de se ressentir dans la construction de votre massage. C'est avancer de façon clairvoyante, sans rebrousser chemin, se perdre, avancer, reculer, revenir en arrière, recommencer, sauter une étape, passer du genou à la main…. Parce que ce n'est pas très loin géographiquement !. Masser la jambe en oubliant le pied, ne prendre soin que de quatre orteils parce qu'on pensait à la facture d'électricité au cinquième. Surtout pas de cela en massage !

L'ordre doit être logique et couler de source comme une évidence pour le massé. L'objectif est que la personne puisse ressentir son corps dans son entièreté, sa globalité, de façon équilibrée et harmonieuse.

Lorsque nous abordons une zone, nous allons du général au spécifique puis vers un toucher général avant d'effectuer une transition sur une autre zone.

Voici les étapes d'une pratique cohérente :

1 Prenez contact avec le corps à travers le drap et découvrez la zone que vous souhaitez masser.

2 Appliquez le produit de massage choisi.

3 Pratiquez des effleurages pour habituer le corps à votre toucher et pour commencer à mettre en route la circulation.

4 Écoutez ce que vous sentez sous vos mains.

5 Pratiquez des pétrissages pour commencer à chauffer les tissus et détectez les zones de tensions et de congestions dans les muscles.

6 Pratiquez à nouveau des effleurages pour chasser les premières toxines.

7 Pratiquez les frictions pour commencer à traiter les besoins du muscle tel que nous allons vous l'apprendre.

8 Pratiquez les méthodes de relâchements des tensions spécifiques de façon très localisée.

9 Revenez à dans de grands effleurages pour disperser la tension, évacuer les toxines et resituer cette tension dans l'ensemble du segment de corps travaillé.

10 Pratiquez des mouvements doux des articulations proches de la zone, des étirements passifs.

11 Reliez une dernière fois par des lents effleurages la zone, quelques légères percussions pour stimuler le système nerveux et dire au revoir à cette partie du corps.

12 Recouvrez cette zone, prenez contact avec la prochaine à travers le drap et découvrez-la. Ainsi de suite jusqu'à ce que la massée ait reçu un massage global et entier.

MASSER LE VENTRE ?

Masser cette zone est une question délicate. Cela dépend essentiellement de la nature de la relation que vous entretenez avec la future maman.

Masser le ventre durant la grossesse est ce qu'il y a de plus intime dans la relation entre la mère et son bébé, cela relève de l'haptonomie. Et si vous êtes le coparent de cet enfant, je vous encourage vivement à explorer cet univers très émotionnel, sensible, profond qui vous touchera à cœur et vous permettra de créer une magnifique relation avec votre bébé.

A contrario, si vous n'êtes pas le ou la partenaire de vie de la personne enceinte et que vous ne serez pas amené à créer une réelle relation de parents avec cet enfant, masser le ventre de la femme enceinte n'a pas de sens et aucune véritable utilité physiologique. Au contraire, cela peut réveiller et exciter le bébé qui pourrait avoir envie de s'amuser, jouer avec la main et la suivre à un moment où sa mère aurait envie de se détendre. Préservons donc le calme de ce moment.

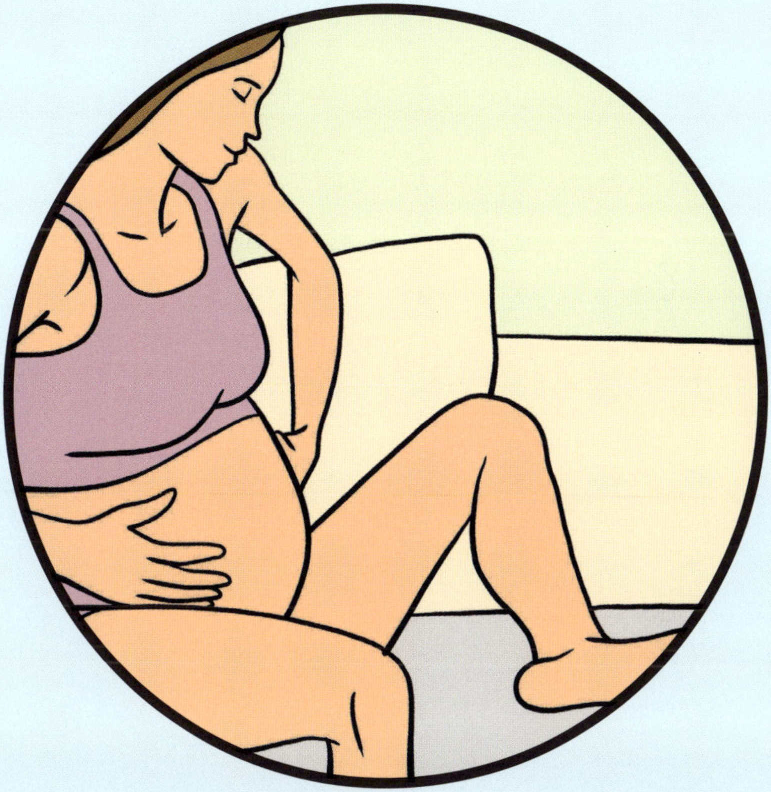

JE PRÉFÈRE DE LOIN, EN TANT QUE PRATICIENNE DE MASSAGE, ENSEIGNER À LA FEMME ENCEINTE COMMENT S'AUTOMASSER LE VENTRE DE FAÇON DOUCE AFIN DE NOURRIR SA PEAU ET S'OFFRIR UN MOMENT POUR ELLE AVEC SON BÉBÉ, CHAQUE JOUR.

LES MANŒUVRES DE BASE

Le toucher sans mouvement (en légèreté et en compression)

C'est la manœuvre fondamentale du toucher qui est souvent mise de côté et oubliée bien qu'elle soit incontournable. C'est elle qui permet la prise de contact, l'écoute et le ressenti du tissu, la prise en compte des besoins et encore plus important, l'intégration de la détente à la fin du travail d'une zone de tension. C'est encore elle qui nous permet de relier le corps et de donner une sensation d'harmonie à la pratique.

Enfin nous l'utiliserons dans l'accompagnement des émotions de la femme enceinte dans les moments difficiles de sa grossesse ou son enfantement.

De l'extérieur, nous voyons juste la main posée sur la peau sans mouvements apparents. Le contact peut être très léger ou au contraire incroyablement profond. On parlera alors de compression plus que de toucher.

Les effleurages ou glissés

C'est un mouvement où la main glisse sur le corps de façon continue, fluide et avec plus ou moins de pression. C'est la manœuvre la plus utilisée en massage.

On l'appelle sous les grands lissés, ou glissés, ou même parfois ponçage ou gommage. Cette gestuelle s'adapte à toutes les situations, à tous les rythmes et à toutes les amplitudes. Elle est la polyvalence même.

Nous n'utiliserons pas seulement ce geste pour appliquer l'huile sur le corps, mais aussi pour prendre contact, créer la confiance, explorer commencer à détendre, réaliser des transitions, harmoniser le massage.

Les pétrissages

Les pétrissages permettent d'étirer, chauffer, d'assouplir, de casser la masse tendue du muscle. Le muscle est attrapé et bougé entre les paumes de mains et les doigts en pinces. Il est pétri comme une pâte à pain, toujours avec vigilance et écoute de la réaction des tissus. Nous verrons dans l'ouvrage de nombreuses façons de pétrir un muscle.

Les frictions et alternances

Les frictions définissent les mouvements de surface très rapides et répétitifs où la main glisse sur la peau parfois sans la déplacer et d'autres fois en l'étirant vigoureusement. Dans le deuxième cas, l'huile n'est pas utilisée.

La profondeur peut être très variée mais plus on pratique profondément et à sec, plus la friction sera intense et décollera les adhérences des tissus conjonctifs : les fascias.

Les frictions se pratiquent de façon longitudinale au muscle, c'est-à-dire dans le sens de la fibre, mais également de façon transversale pour venir la tirailler et décoller les adhérences des fibres les unes par rapport aux autres. On aura la délicatesse de toujours commencer par les frictions longitudinales et de toujours chauffer le muscle avant de pratiquer les frictions transverses également appelées *cross fiber friction*.

Parfois, une pratique créative nous emmènera sur des frictions circulaires ou multidirectionnelles, ce qui est très utile sur le tissu cicatriciel.

Pour rendre la friction encore plus intense, alternez les mains vigoureusement en frictions directionnellement opposées et parallèles.

Les vibrations

Les vibrations sont similaires aux frictions et percussions dans le sens où elles augmentent la rythmique du corps rapidement. Elles sont utilisées pour faire monter l'énergie dans le corps, provoquer un déclic de relâchement neuromusculaire. Le geste se fait d'avant en arrière, de façon circulaire ou en frémissement léger sur la fibre du nerf. C'est une façon de dire « réveille-toi » à un muscle endormi ou encore de créer un électrochoc kinesthésique pour rééquilibrer une situation.

Cela alerte également le massé sur le ressenti de cette partie du corps.

La « pâte à modeler »

J'aime cette expression amusante pour parler d'un massage et je la propose aussi bien en massage bébé que lors de la pratique avec les adultes. Cela fait sourire le massé de sentir que vous prenez son avant-bras, sa cuisse ou son mollet entre vos mains et que vous le pétrissez vigoureusement et en le frictionnant en même temps comme vous le feriez avec un énorme boudin de pâte à modeler.

Plus techniquement, cela permet de prendre toute la masse musculaire dans son ensemble et de la faire rouler autour de l'os. C'est très puissant et juste parfait pour décoller les adhérences des fascias profonds entre les chefs musculaires.

Les mouvements passifs

Ils permettent de mettre en mouvement les articulations et de bouger les tissus qui les constituent : capsules, poches, tendons, ligaments…. Cela inclut toutes les amplitudes de mouvements, actifs, passifs, et en résistance. Mais également tous les exercices d'étirements.

Ils sont à la fois utilisés pour l'évaluation de la situation, la lecture des blocages et tensions, mais font aussi partie intégrante des outils que l'on va proposer au corps pour y résoudre des situations de tensions ou de blocage. Ils feront donc partis de notre boîte à outils de massage.

Ils activeront la proprioception, les récepteurs posturaux des articulations et la lubrification du cartilage. À terme cela renforce tout le système articulaire.

Les percussions

Les percussions consistent à marteler, choquer ou tapoter le tissu afin de l'assouplir. La circulation sanguine est stimulée. Le tissu est revigoré, réveillé, tonifié, c'est idéal en massage de préparation sportive avant l'effort.

Toutes ces gestuelles peuvent être ajustées, combinées et adaptées pour créer la réponse corporelle que l'on recherche. Les combinaisons peuvent se faire à l'infini, telles les notes de musiques, avec les percussions, vous pouvez TOUT créer.

C'est l'intention, et l'objectif de ce que l'on souhaite proposer au corps qui sera au cœur même du mouvement qui se crée dans l'instant, et conduira au résultat, le plus efficient et durable qui soit.

LA QUESTION DES HUILES ESSENTIELLES

Qu'est-ce qu'une huile essentielle ?

C'est l'extrait végétal issu de la distillation d'une plante aromatique et qui se compose d'une synergie de plus **d'une centaine de molécules différentes**. C'est donc très différent d'un médicament souvent composé d'une seule molécule ou d'un quelconque produit de synthèse.

Ces molécules sont-elles dangereuses ?

Certaines, oui, bien sûr, mais lesquelles et de quelle quantité parle-t-on ? Il y a essentiellement deux familles de molécules dangereuses parmi la quinzaine de familles présentes dans les huiles essentielles.

- **Les phénols** qui sont hépatotoxiques (dangereux pour le foie) et dermocaustiques (brûle la peau, tout comme l'aldéhyde cinnamique). Les huiles essentielles contenant des phénols ne sont par définition jamais utilisées dans la formulation des recettes et des cosmétiques : origan, sarriette, thym vulgaire, cannelle, girofle….
- **Les cétones** qui sont neurotoxiques et **abortifs**. La dose maximale par voie cutanée étant de 50 mg 3 à 5 fois par jour d'huile essentielle pure non diluée dans une huile végétale…
  Sachant qu'une goutte d'huile essentielle pure pèse environ 50 mg, 5 gouttes serait la dose maximale à ne pas dépasser en une journée. Sachant que dans un flacon de 150 ml d'huile de massage sur base d'huile végétale 3 à 5 gouttes d'huiles essentielles sont suffisantes pour un effet relaxant… Il faudrait que vous utilisiez TOUT le flacon entièrement sur votre corps pour atteindre la dose maximale. Les huiles essentielles cétonées hautement toxiques par voie cutanées étant principalement : *la rue des jardins, les menthes, le thuya, la sauge, l'achillée, la santoline, la lavande stoechas dite papillon, la tagete, l'hysope officinale… On remarquera qu'elles ne font pas parties des compositions habituelles nos cosmétiques.*

S'interdire l'utilisation de cosmétiques contenant des huiles essentielles pendant la grossesse n'a donc pas plus de sens que de s'interdire la noix de muscade dans la préparation de la sauce béchamel puisqu'une à deux cuillères à café de noix de muscade est hautement toxique… Ce n'est qu'un exemple.

Une femme enceinte prend donc beaucoup plus de risques toxiques en utilisant ces produits d'entretien pour faire le ménage ou en décidant de repeindre elle-même la chambre de bébé plutôt qu'en utilisant des cosmétiques qui contiennent des huiles essentielles.

Les citrus et le soleil

Attention, toutes les huiles essentielles de la famille des citrus sont photosensibilisantes. En temps normal, hors grossesse, il est recommandé de ne pas s'exposer au soleil 6 heures après les avoir appliquées sur la peau, mais durant la grossesse et afin d'éviter le fâcheux « masque de grossesse », je les déconseille durant la période d'imprégnation hormonale pré et post-partum.

CHOISIR OU PRÉPARER SON HUILE

Pour pallier l'inquiétude générée par l'utilisation, sur les femmes enceintes, des huiles de massage contenant des huiles essentielles, je vous encourage à vous procurer dans votre magasin bio préféré une huile de massage déjà formulée par un fabricant et destiné à cet usage spécifique.

Pour les personnes plus en confiance, je me permets de vous donner quelques recettes fort agréables et sans risques.

Le choix des bases

Pour choisir vos bases, écoutez les besoins de votre corps et de votre peau : l'été des bases fraiches, fluides qui pénètrent facilement, l'hiver des produits nourrissants et réchauffants.

- **MACÉRÂT ARNICA :** le n°1 des contractures musculaires. Lutte contre les douleurs musculaires et tendineuses. Aide le rétablissement en cas de bleus, chocs, hématomes.
- **HUILE VÉGÉTALE CALOPHYLLUM INOPHYLLE :** Fabuleuse pour la microcirculation du sang dans les capillaires et veinules. La meilleure amie de la récupération par contention. Surtout pour les femmes plus sensibles hormonalement.
- **MACÉRÂT MILLEPERTUIS :** décongestionnante, anti-inflammatoire, elle est l'amie de vos articulations. Elle est aussi antalgique, donc à utiliser pour les massages anti-douleur des cervicales, du dos, des genoux… Elle est anti-brûlure et cicatrisante.
- **MACÉRÂT CALENDULA :** apaisant, nourrissant, anti-inflammatoire… elle sera parfaite pour vous cocooner en cas de montagnes russes émotionnelles pour la paix du cœur et du mental.
- **MACÉRÂT HARPAGOPHYTUM :** arthrite, douleurs rhumatismales, inflammations, spasmes, douleurs… il est encore plus puissant en utilisation interne. Pour le massage, il peut être associé au millepertuis ou à l'arnica.
- **HUILE DE PÉPIN DE RAISIN :** base de massage idéale, et très intéressante comme support de vos macérations de plantes fraiches qui seront encore plus concentrées que si vous les achetez dans le commerce.
- **MACÉRÂT DE BOURGEONS DE SAPIN :** réchauffante, elle est parfaite pour le massage de préparation musculaire ou bien l'hiver en massage classique. Un trésor dans des moments où vous avez la sensation d'être glacé jusque dans vos os.
- **HUILE DE MOUTARDE :** vous la trouverez facilement dans les magasins indiens. Elle est très stimulante et chauffe bien le

muscle en massage. Elle peut même servir d'une base parfaite pour le macérât de bourgeons de sapins.

- **GEL D'ALOE VERRA** : il est idéal pour les frictions, les plaies, la circulation et l'été sur les coups de soleil. En parallèle d'une huile, le gel d'aloe verra contenant du MSM (MéthylSulfonylMéthane) est un incontournable.
- **BEURRE DE KARITÉ** : il sera parfait pour une préparation type « baume du tigre maison » pour les « emplâtres » de camphre, les embaumements des blessures et des articulations. C'est lorsque l'on veut apporter beaucoup d'huiles essentielles et qu'elles restent longtemps sur la peau.
- **HUILE DE NIGELLE** : anti-inflammatoire et calmante, douleurs articulaires et maux de tête, je préfère choisir celle-ci lorsqu'en plus nous avons des problèmes de peau type acné ou champignons notamment entre les orteils à cause des baskets, car elle est antibactérienne.

Les huiles essentielles (les actifs) :

- **LAVANDE OFFICINALE** : nervosité, insomnie (surtout la veille d'une compétition…), douleurs et crampes musculaires, plaies, irritations, brûlures…
- **LAVANDE ASPIC** : douleurs articulaires.
- **LAVANDIN** : bon anti-douleur et détente des crampes musculaires, courbatures.
- **HÉLICHRYSE** : parfaite pour tous les chocs, trauma et accidents. Hématomes, bleus, contusions, les troubles de la circulation sanguine, les douleurs inflammatoires.
- **EUCALYPTUS CITRONNÉ** : je l'utilise en priorité pour tous les blocages du rachis de la première cervicale au sacrum. Tout ce qui touche les dorsales puisqu'elle est une grande spécialiste des blocages articulaire du dos. Attention elle sent très fort.
- **LAURIER NOBLE** : elle est très bonne lorsque nous avons des douleurs articulaires voire musculaires réparties dans tout le corps comme si nous avions la grippe.
- **PALMAROSA (LEMON GRASS)** : très puissante en drainage pour favoriser le retour veineux et surtout lymphatique. Rafraichissante.
- **CYPRÈS** : la meilleure huile essentielle pour la circulation sanguine et au passage, réchauffer les muscles.

Les dosages et recettes

Toutes les huiles essentielles présentées ici doivent être diluées dans des huiles végétales…

Un millilitre d'huile essentielle = 35 gouttes environ.

Les recettes : dans 150 ml d'huile végétale de votre choix…

SÉRÉNITÉ ET PRISES DE DÉCISIONS :

- 5 gouttes d'encens
- 5 gouttes de myrrhe
- 2 gouttes de laurier noble
- 2 gouttes de lavande fine

SENSUALITÉ & TENDRESSE :

- 10 gouttes d'absolue de rose de Damas

CONFIANCE EN SOI ET ACCOUCHEMENT :

- 5 gouttes d'épinette noire
- 2 gouttes de lavande
- 2 gouttes de pin laricio
- 1 à 3 gouttes de camomille romaine

ANGOISSES ET PEURS : JUSTE EN MÉLANGE PUR À RESPIRER DANS LE FLACON ET UNE GOUTTE SUR PLEXUS SOLAIRE

- 5 ml de petit grain bigaradier
- 1 ml d'ylang ylang
- 5 ml de mandarine zeste
- 2 ml de camomille romaine
- 1 ml de verveine citronnée
- 2 ml d'absolue de fleur d'oranger (si vous en avez le budget)

AUTO-MASSAGE DU PÉRINÉE :

- 10 gouttes d'hélichryse italienne
- 10 gouttes de lavande fine
- 10 gouttes de ciste ladanifère

CIRCULATOIRE :

- 20 gouttes de cyprès
- 10 gouttes de romarin 1.8 cinéole
- 5 gouttes de lavande fine
- 10 gouttes de genévrier commun

DÉCONTRACTANT MUSCULAIRE :

- 10 gouttes de cyprès
- 5 gouttes de gaulthérie
- 10 gouttes de genévrier
- 8 gouttes d'hélichryse italienne
- 3 gouttes de romarin camphré
- 2 gouttes d'eucalyptus citriodora

MONTÉE DE LAIT : EN AUTO-MASSAGE DES SEINS

- 3 gouttes d'inule
- 3 gouttes de camomille matricaire
- 1 goutte de niaouli
- 3 gouttes d'hélichryse italienne
- 10 gouttes de lentisque pistachier
- 3 gouttes de cèdre de virginie

3 MASSER LES ZONES DU CORPS EN POSTURE ASSISE

LE MASSAGE DU DOS EN POSTURE ASSISE

Cette posture est de loin ma préférée lors d'un massage prénatal ! Elle peut constituer l'essentiel d'une pratique sur un massage de 30 min. Attention cependant, car un trop long maintien dans l'immobilité peut créer des fourmis dans les jambes. Veillez donc à proposer à votre massée de bouger régulièrement ou de réaliser ce massage assise sur un ballon.

Quelle posture choisir ?

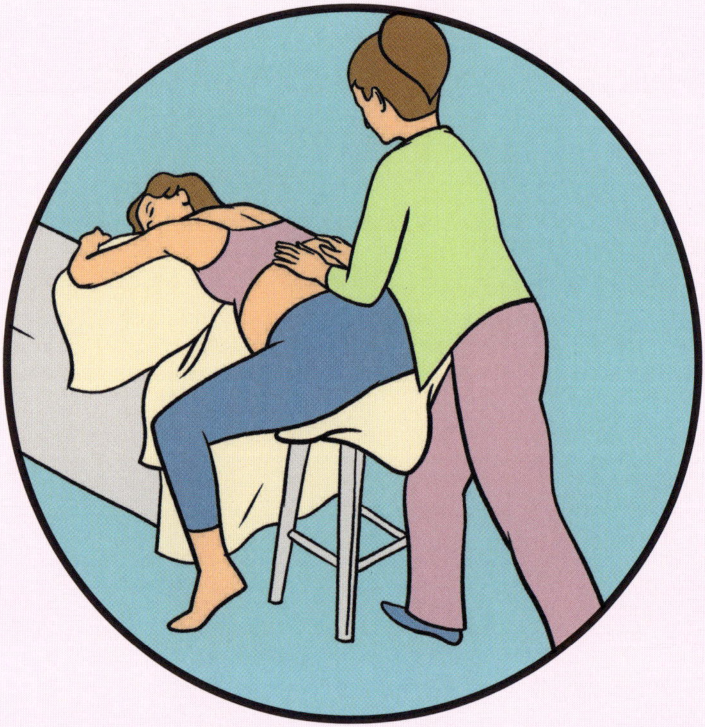

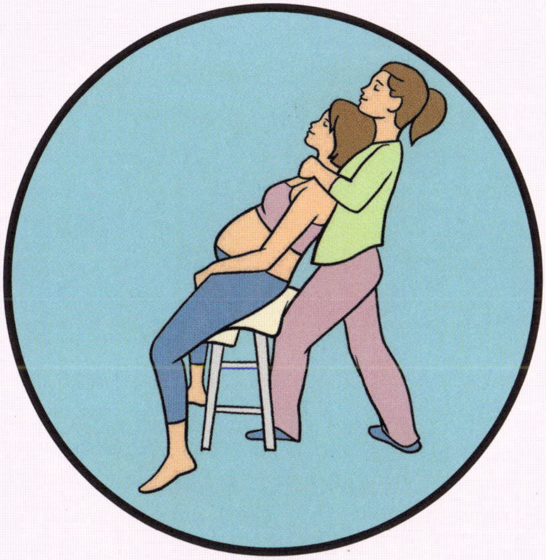

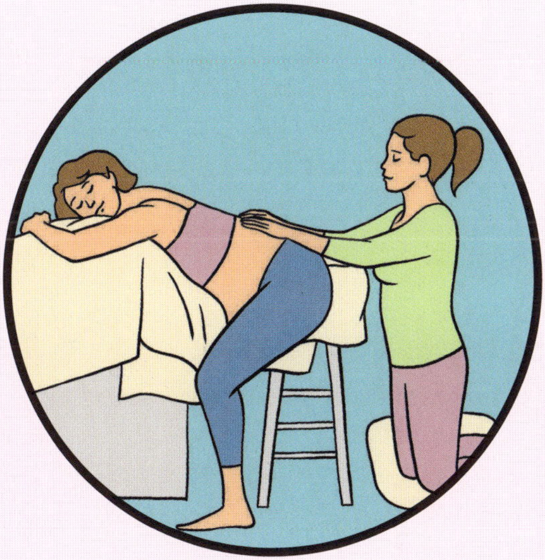

DIFFÉRENTES POSTURES SONT POSSIBLES,
À VOUS EN TANT QUE MASSEUR DE TROUVER LA VÔTRE.

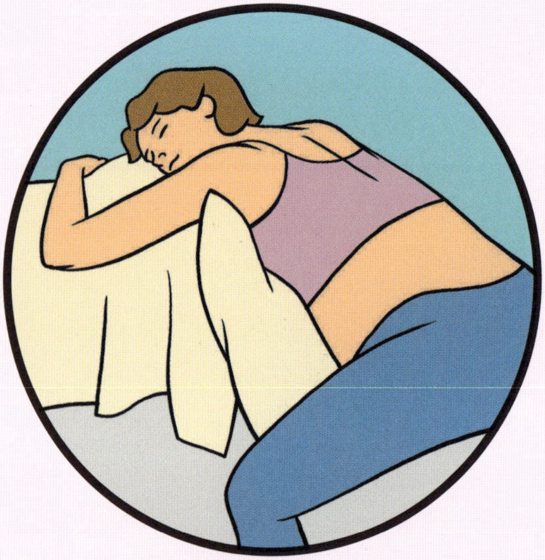

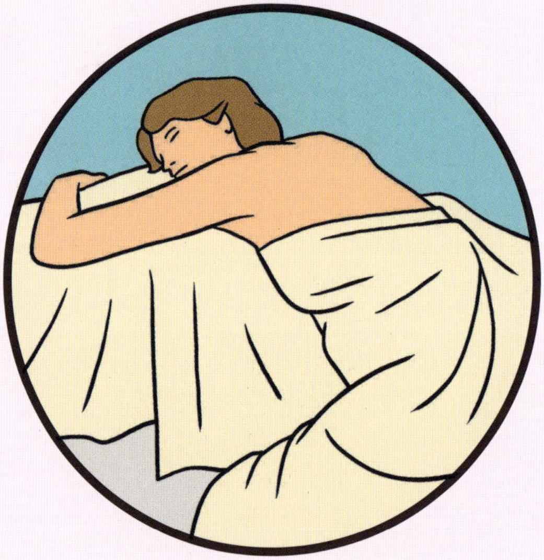

POUR PLUS D'INTIMITÉ ET DE CONFORT, PLACEZ UN DRAP OU UN PARÉO AUTOUR DE LA MASSÉE EN LE NOUANT PAR-DERRIÈRE, SUR SON DOS CE QUI VOUS PERMETTRA DE L'AJUSTER À CHAQUE INSTANT DU MASSAGE EN FONCTION DE LA ZONE MASSÉE.

LE MASSAGE DU DOS

Pour un massage du dos simple et efficace, je vous conseille de masser et de détendre les cervicales, de continuer sur les épaules et les omoplates, avant de venir ouvrir les lombaires et détendre fessiers, de détendre les mains et les bras et de finir par ouvrir le buste. Relaxation garantie !

1. Masser et détendre les cervicales

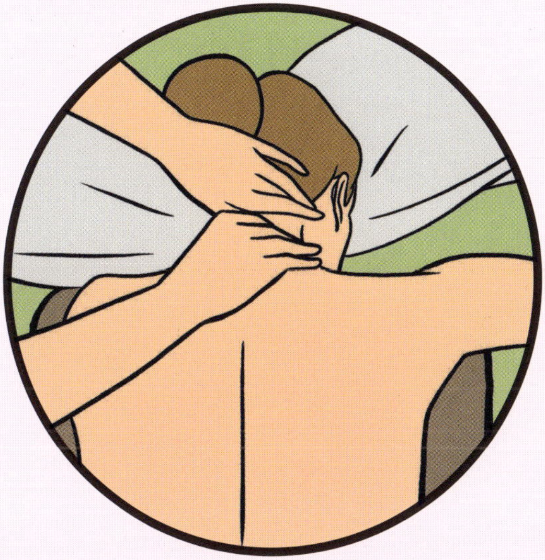

PÉTRISSAGE DE LA NUQUE

Les mains en pince, pouce en opposition aux autres doigts, effectuez des cercles de pétrissage mains alternées, afin de détendre les muscles des cervicales. Le toucher est lent, calme et profond, car nous sommes dans une phase de prise de contact avec la future maman. Invitez-la à vous faire confiance.

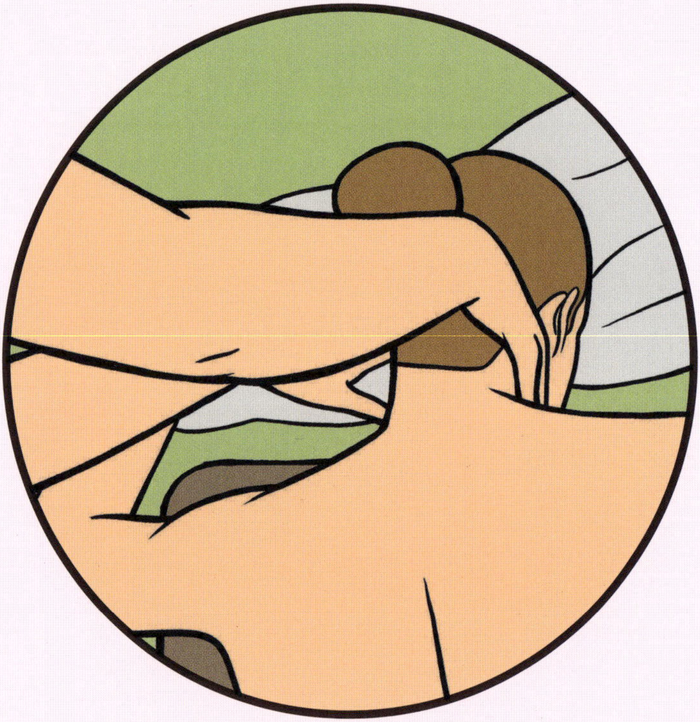

LISSAGE DES MUSCLES DES CERVICALES

La pulpe des doigts posée de chaque côté de la gorge et des cervicales, effectuez des grands mouvements glissés et remontants. À la fois le long du muscle sterno-cléido-mastoïdien, mais également les scalènes et du trapèze.
Le mouvement est lent, calme et profond. Le toucher est lent, profond, malgré la zone qui peut paraître fragile : ne craignez pas l'intensité du toucher et cherchez à ressentir les os, les tendons, les tensions. On craint souvent de masser les cervicales : ayez confiance et employez toujours et sans hésitation les mêmes lenteur et profondeur.

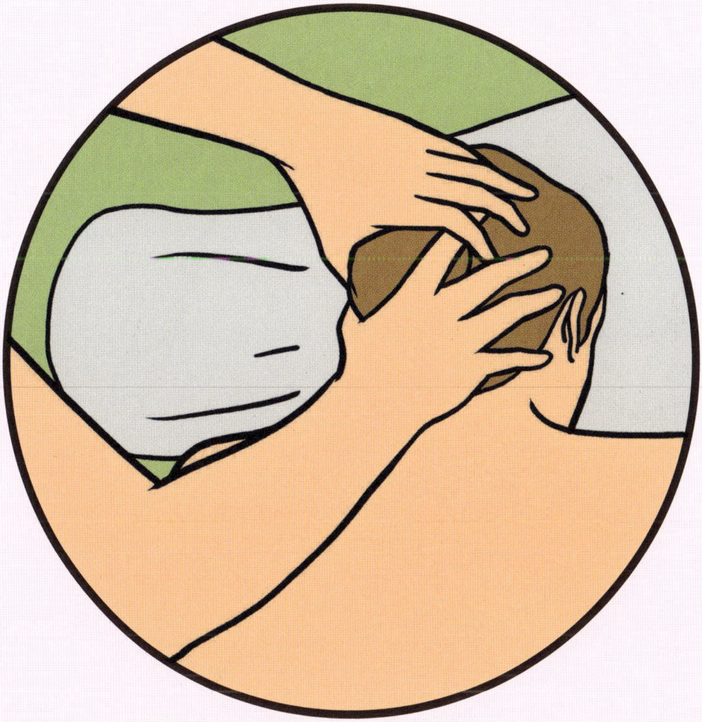

MASSAGE DU CRÂNE

Positionnez vos mains en griffes et avec la pulpe de vos doigts venez masser la base du crâne : l'occiput, ainsi que tout l'arrière de la tête en plongeant profondément vos doigts dans la chevelure pour venir décoller le cuir chevelu et le faire bouger sur le crâne. Effectuez des mouvements lents et circulaires avec chacun de vos doigts.

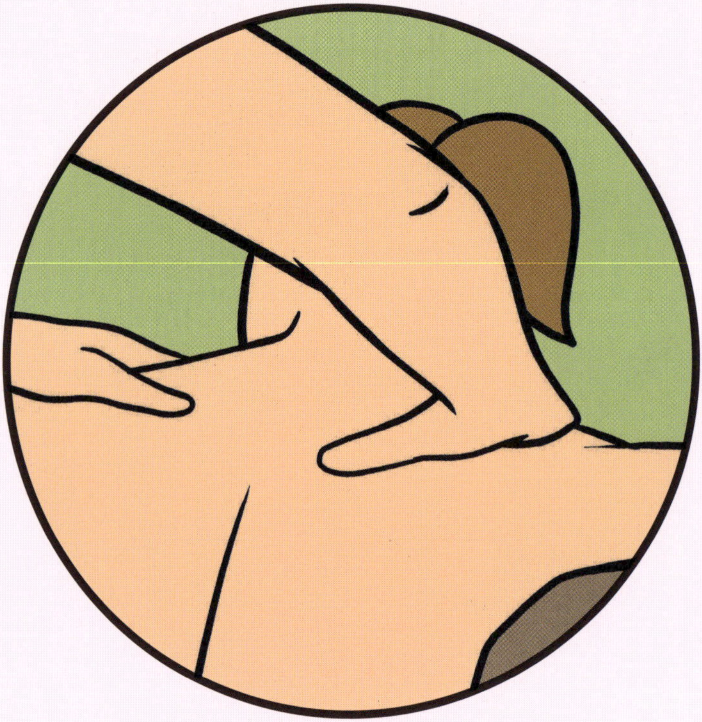

DÉTENTE DES TRAPÈZES

À l'aide de vos pouces, pétrissez le haut des trapèzes et les cervicales. Le toucher est lent, profond. Effectuez des cercles avec vos pouces tout le long du haut des trapèzes et tout autour de la boule de la dernière cervicale et de la première dorsale tout en remontant jusqu'au crâne.

2. Masser et détendre les épaules et omoplates

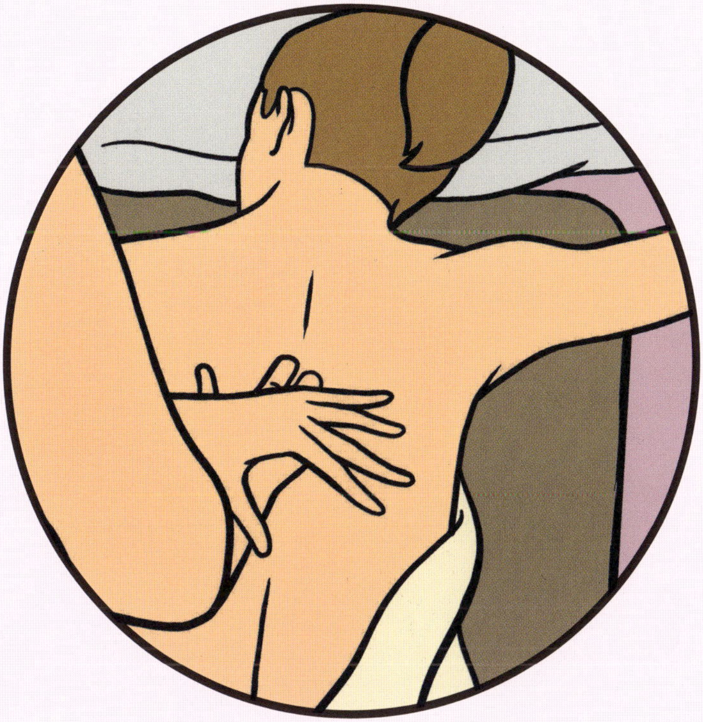

DÉTENTE DES VERTÈBRES DORSALES

Positionnez votre majeur et votre index de chaque côté de la colonne. Laissez lentement glisser vos doigts le long de celle-ci. Si vous souhaitez mettre de l'intensité, vous pouvez donner plus de pression à l'aide de votre seconde main qui vient appuyer par-dessus les doigts.

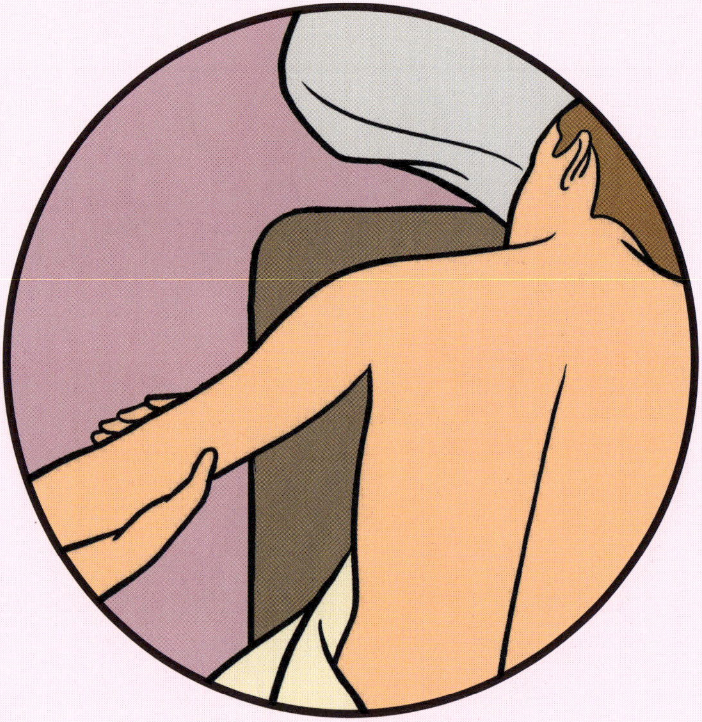

DÉTENTE DU BICEPS

Dégagez le bras en l'écartant du corps, exercez une lente pression glissée le long du biceps de façon à alterner vos mains l'une après l'autre. N'hésitez pas à faire en sorte que cette pression glissée soit lente et que chacune de vos mains attrapent, entre le pouce et les autres doigts, en opposition, toute la masse du muscle du biceps brachial.

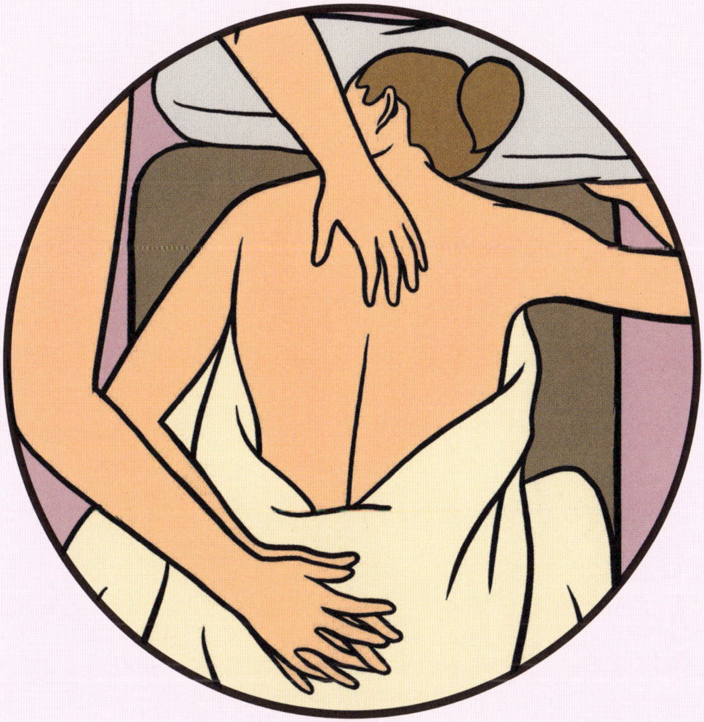

ÉTIREMENT ÉPAULE ET COIFFE DES ROTATEURS

En repliant le bras et en déposant la main sur le sacrum, exercez une rotation de l'épaule qui crée un doux étirement et particulièrement au niveau de la coiffe des rotateurs. De l'autre main, accompagnez cette mobilisation douce d'un lissage global et enveloppant l'épaule.

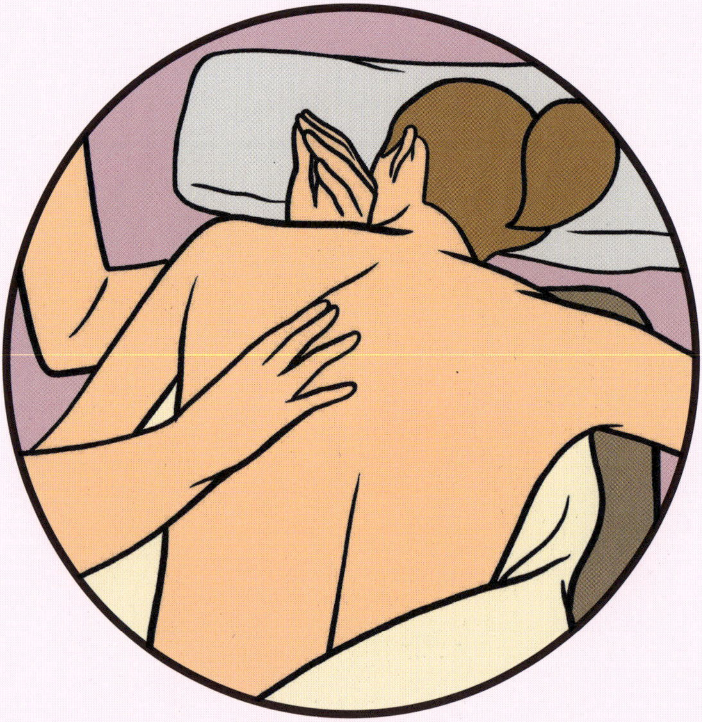

DÉCOLLEMENT DE L'OMOPLATE

En passant une main sous l'épaule afin de la soulever, ramènez l'omoplate vers le centre du dos, vers la colonne vertébrale. Ainsi, en décollant l'omoplate et en la libérant des côtes, glissez votre autre main dans l'interstice, entre les côtes et l'omoplate. En glissant doucement le long de cette dernière, vous pouvez créer une profonde détente au niveau des muscles romboïdes. N'hésitez pas à prendre votre temps, à masser en respectant le rythme de la respiration, mettez de la profondeur au moment de l'expiration et rendez votre main plus légère à l'inspiration. Laissez le temps au corps et au tissu de se détendre et de se relâcher.

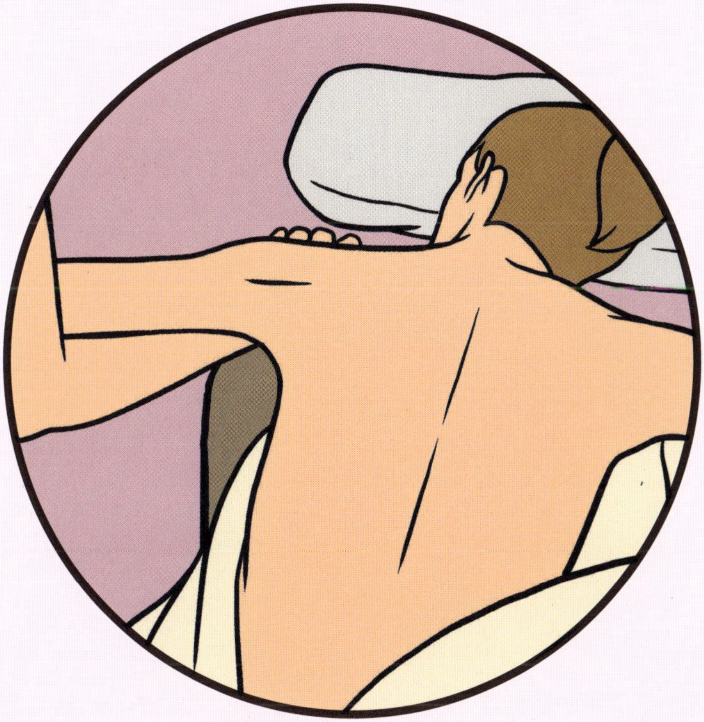

DÉTENTE DU PECTORAL

De la même façon que pour le muscle du biceps brachial, passez vos mains de façon alternée sur l'avant de l'épaule afin d'aller chercher l'attache distale du muscle pectoral. Grâce à une pression glissée profonde, étirez le muscle doucement, pétrissez-le entre vos doigts afin de le détendre. Explorez l'attache du tendon et détectez s'il y a d'éventuelles tensions. Vous pouvez les pincer légèrement et les faire rouler entre vos doigts afin de les détendre.

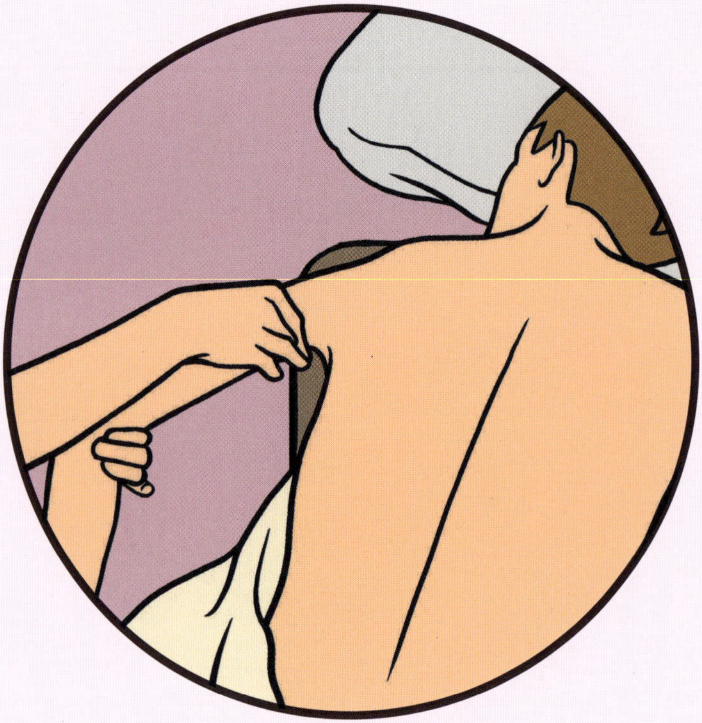

RELÂCHEMENT DU TRICEPS BRACHIAL

En soutenant le coude d'une main, et en exerçant des pressions glissées de l'autre main, pincez très légèrement le muscle du triceps brachial entre vos doigts, malaxze et étirez doucement à chaque fois que votre main exerce cette pression glissée remontante. Prenez votre temps, respirez au rythme de votre massée.

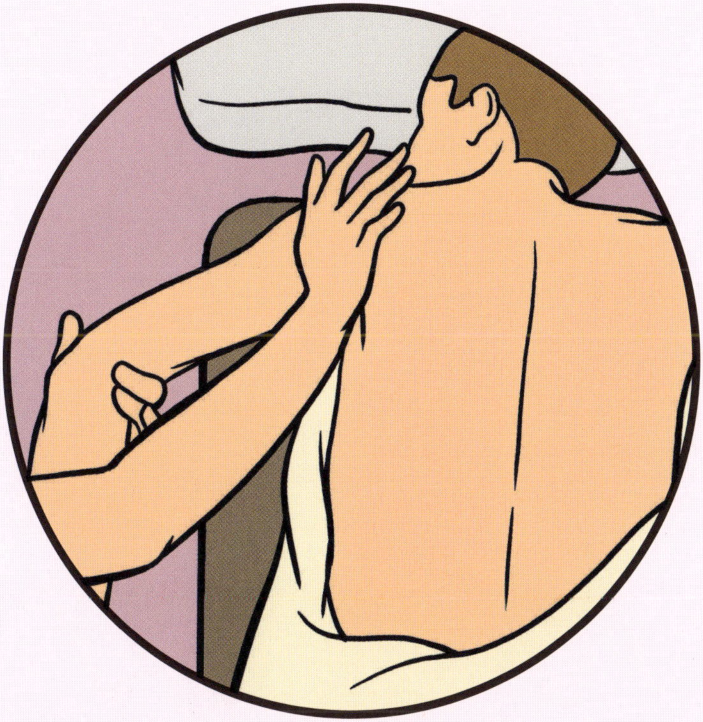

RONDS BORD EXTERNE DE L'OMOPLATE

Laissez votre main aller chercher sous l'aisselle, contre le rebord externe de l'omoplate, les muscles grand-rond et petit-rond. Avec le rebord de la paume de votre main, exercez une pression appuyée contre le rebord de l'omoplate, dans un mouvement circulaire de rotation.

C'est une zone qui peut être très sensible, pratiquez donc en étant à l'écoute de la personne massée et en échangeant verbalement, si besoin, sur son ressenti.

3. Ouvrir les lombaires et détendre les fessiers avec le soleil

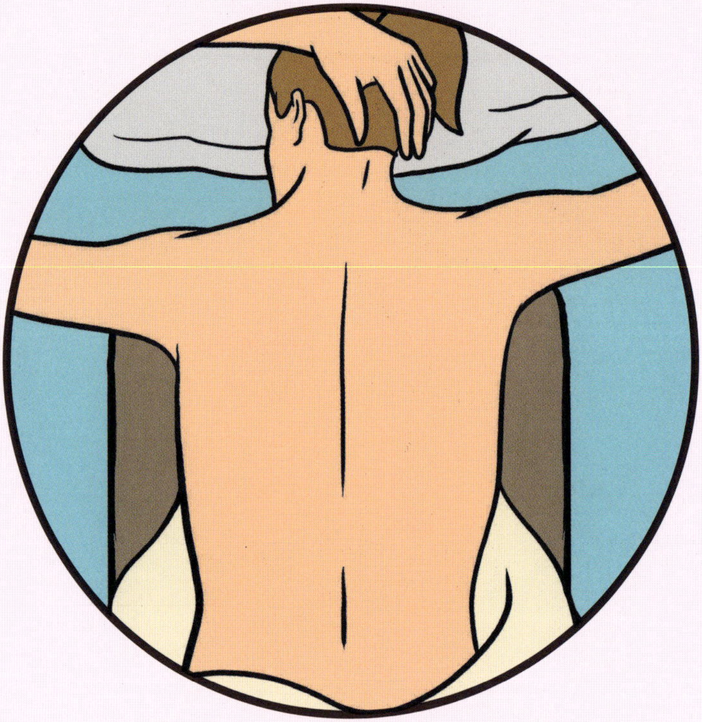

ÉTIREMENT OCCIPUT SACRUM

Placez une main sur l'occiput, la base du crâne, et plus précisément le petit rebord qu'il y a au-dessus des cervicales. Votre autre main vient se positionner sur le sacrum tout en bas de la colonne vertébrale et au-dessus du coccyx.
Sur l'expiration de la personne massée, exercez un léger étirement en écartant vos mains l'une de l'autre. Posez-vous et ne bougez plus vos mains, laissez le temps à votre massée de se détendre.

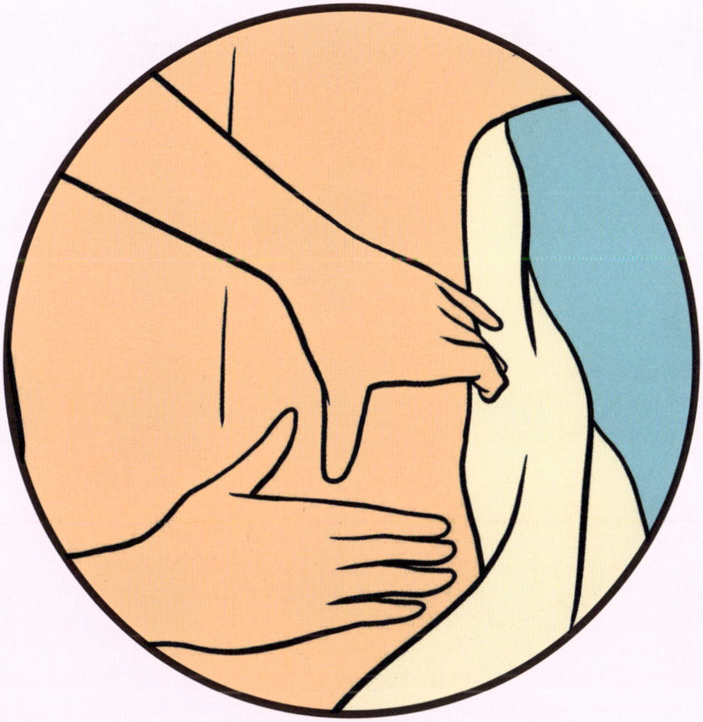

PÉTRISSAGE DES FLANCS

Mains alternées, une fois de plus, vous allez pétrir les flancs. Dans cette zone, vous avez accès aux côtés de l'abdomen, et en fin de grossesse, au système digestif, les intestins. Cela peut être très aidant en cas de ralentissement du péristaltisme intestinal.

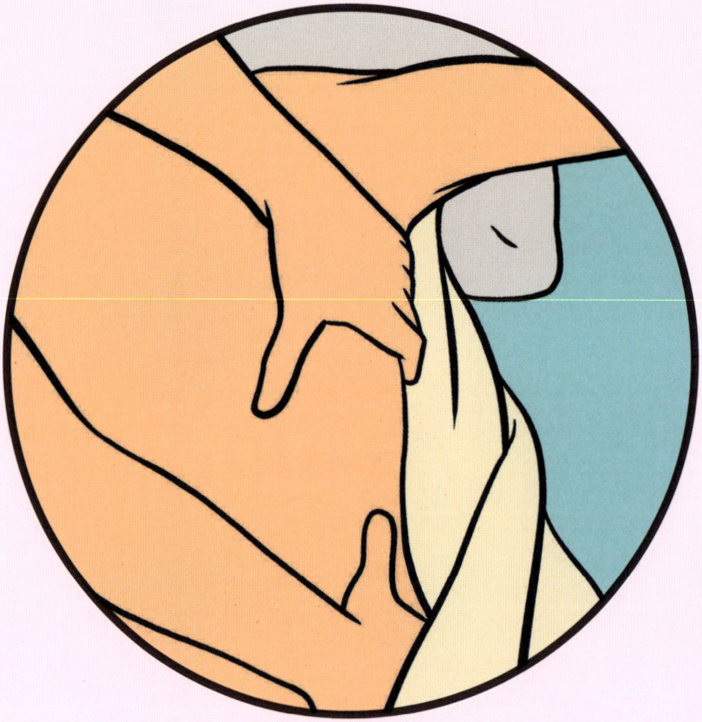

ÉCARTEMENT ET ÉTIREMENT DES FLANCS

Saisissez les flans à pleines mains, au centre de la taille, et écartez vos mains l'une de l'autre afin de créer un étirement latéral des flancs. Pratiquez cela dans l'inspiration de la personne massée.

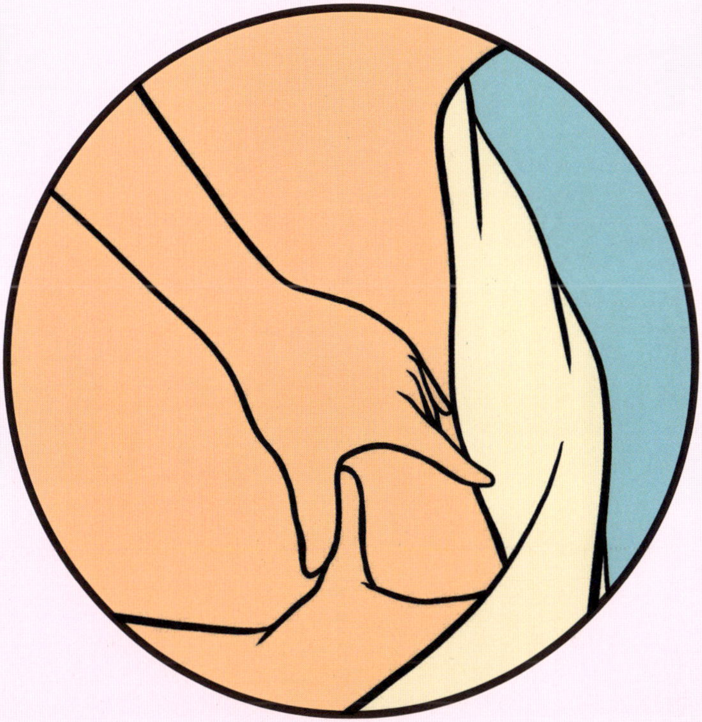

PRESSION GLISSÉE CARRÉ DES LOMBES

Juste au-dessus de l'articulation sacro-iliaque, le long du rebord de la crête iliaque, posez vos pouces contre les vertèbres lombaires, exercez une pression profonde avec vos pouces et tout en maintenant cette pression, glissez vers les flancs afin de venir détendre les muscles nommés carrés des lombes. Glissez de façon très appuyée et lente à chaque expiration de votre massée.

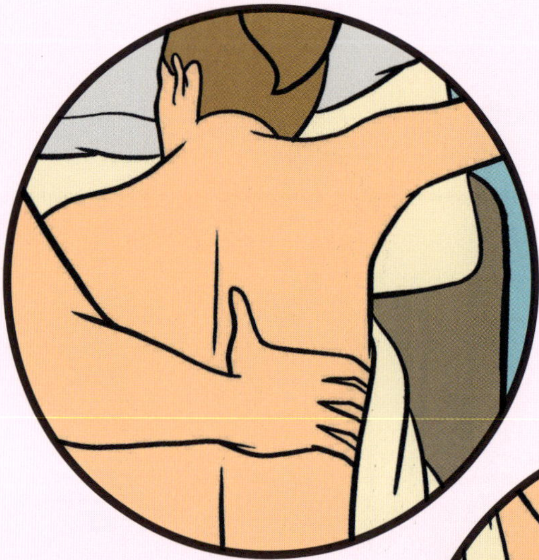

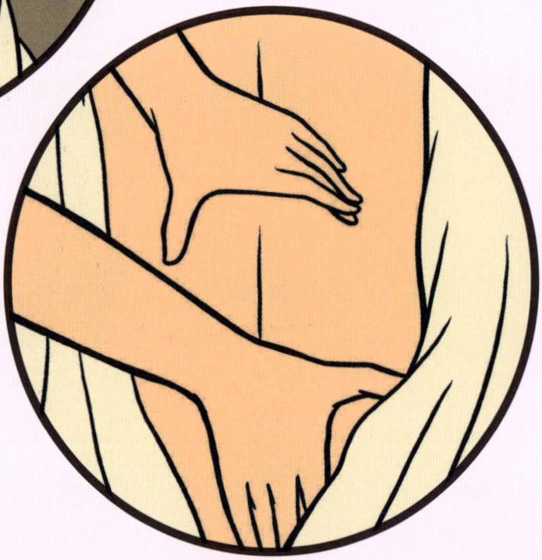

ÉCARTEMENT EN SOLEIL SUR LES LOMBAIRES

Imaginez que vos mains dessinent un soleil dans les lombaires de votre massée. De façon verticale, horizontale et transversale, elles se posent au centre des lombaires et s'écartent lentement en pression glissée. Ainsi, vous pouvez dessiner un soleil à chaque expiration douce et lente.

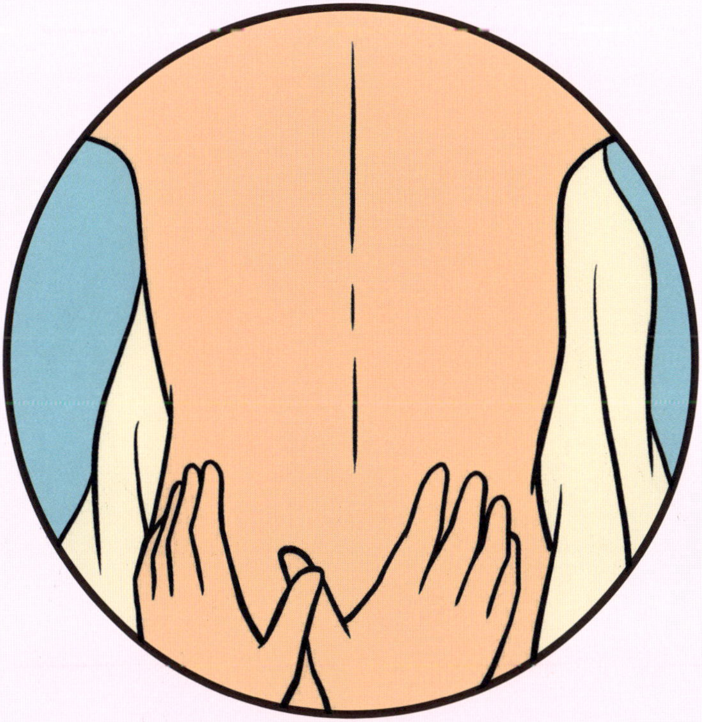

PRESSION GLISSÉE VERS LE BAS DANS LES LOMBAIRES

Posez vos mains sur le centre des lombaires, et glissez doucement vers le bas, vers l'articulation sacro-iliaque. Essayez d'emmener dans ce mouvement le sacrum vers le bas comme si vous vouliez que le coccyx entre à l'intérieur du bassin : on appelle cela la contre-nutation du sacrum.
Votre main glisse lentement mais la pression est légère, en aucun cas vous n'appuyez avec force sur le sacrum et sur l'articulation sacro-iliaque.

C'est le geste le plus important en massage de la femme enceinte, il demande une grande délicatesse et de faire très attention. L'intérêt majeur de ce geste est de créer une contre-nutation du sacrum afin de décambrer les lombaires et de détendre les muscles du bassin. Il apporte le plus grand des bienfaits.

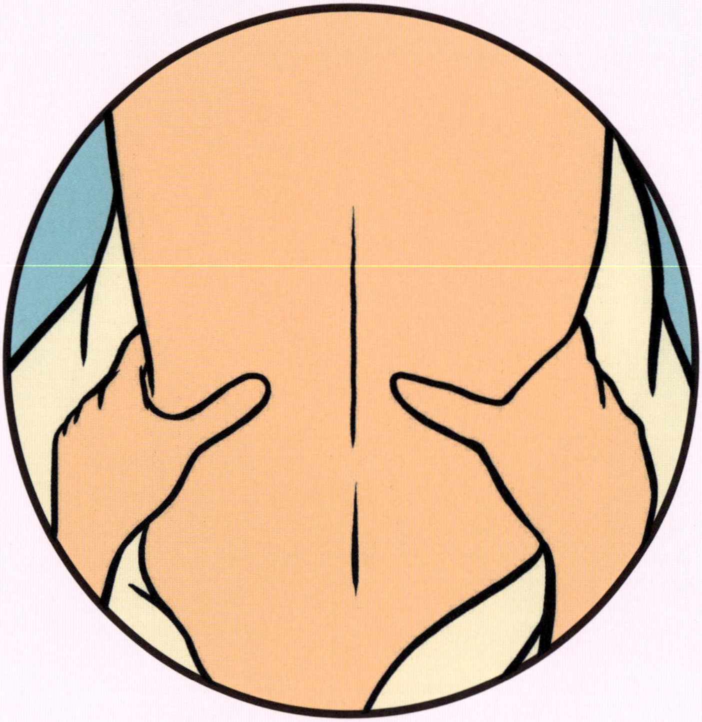

ÉTIREMENT LES ILLIAQUES VERS L'ARRIÈRE DÉCAMBRER

Glissez les mains de chaque côté des hanches et, avec vos doigts, crochetez les crêtes iliaques. Dans l'expiration, attirez-les vers l'arrière de façon à décambrer les lombaires. Finissez par détendre les fessiers en exerçant des pressions en rotations simultanées ou alternées.

4. Détendre les mains et les bras

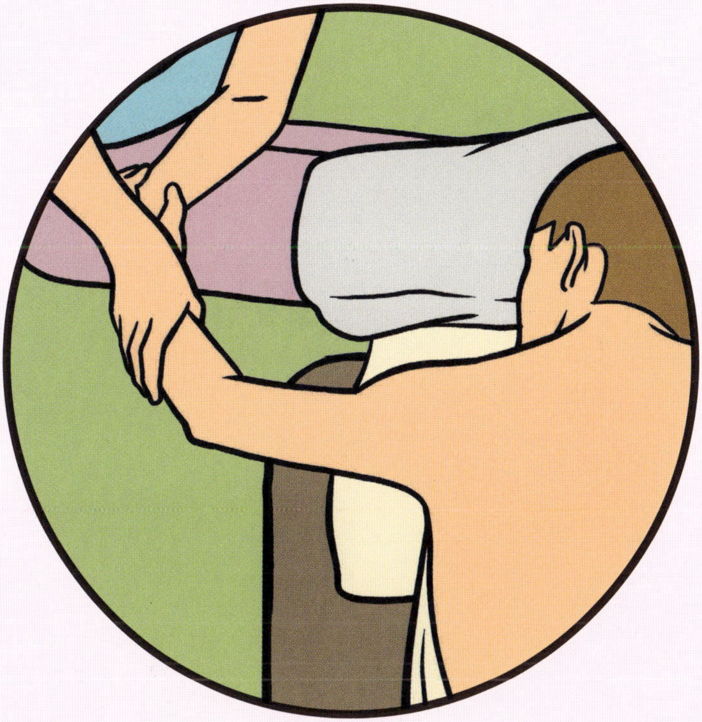

PRESSION GLISSÉE SUR LES AVANT-BRAS

Exercez une pression glissée sur l'avant-bras en maintenant bien la paume de la main. Allez très lentement, soyez à l'écoute des tensions, pratiquez avec le souffle et allez plus en profondeur au moment de l'expiration. Prenez le temps, car de nombreux blocages du coude proviennent des avant-bras.

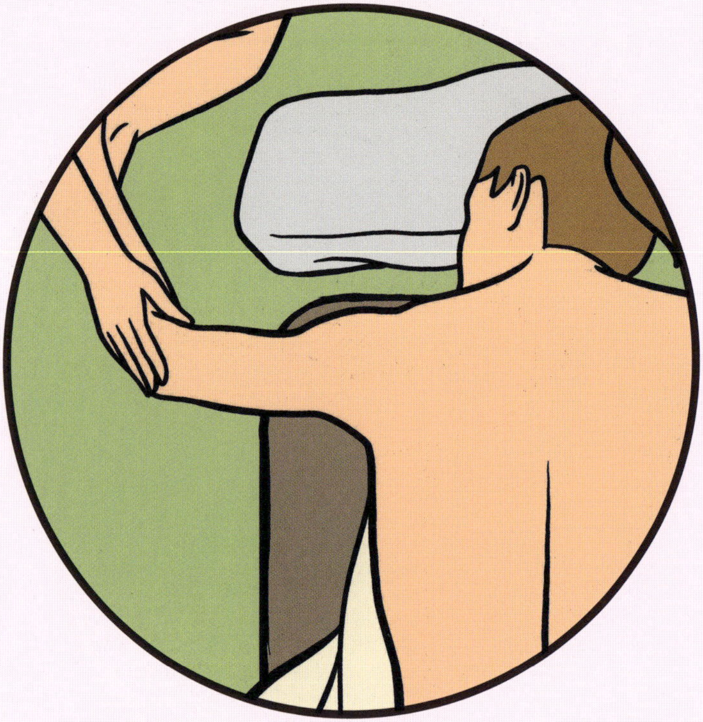

PRESSION SUR LA ZONE BRACO-RADIALE

Exercez une pression sur la zone braco-radiale. C'est cette zone juste à l'avant du coude, sur le dessus de l'avant-bras qui peut être facilement douloureuse si vous appuyez avec vos pouces. Vous pouvez utiliser les percussions, les pétrissages. N'hésitez pas à malaxer la zone longuement.

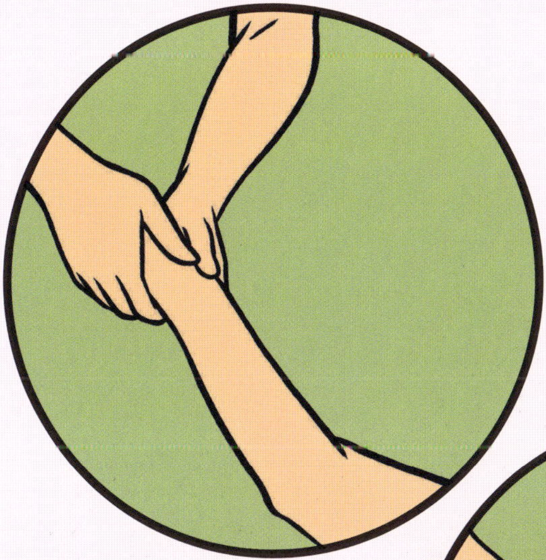

MALAXEZ LES POIGNETS.

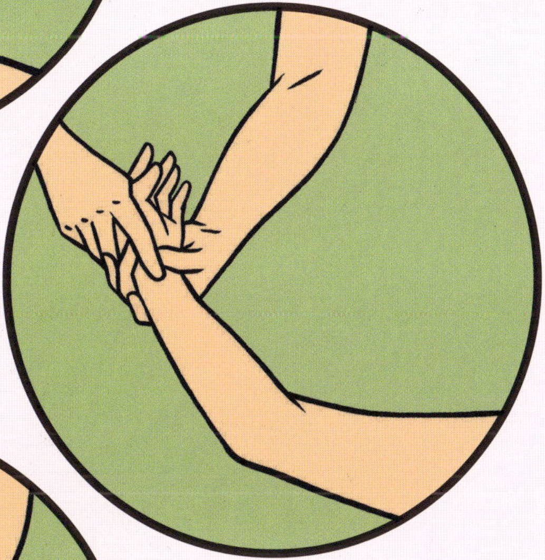

PÉTRISSEZ L'HÉMINENCE TÉNARD
ET PRATIQUEZ UN MASSAGE
DE CHAQUE DOIGT.

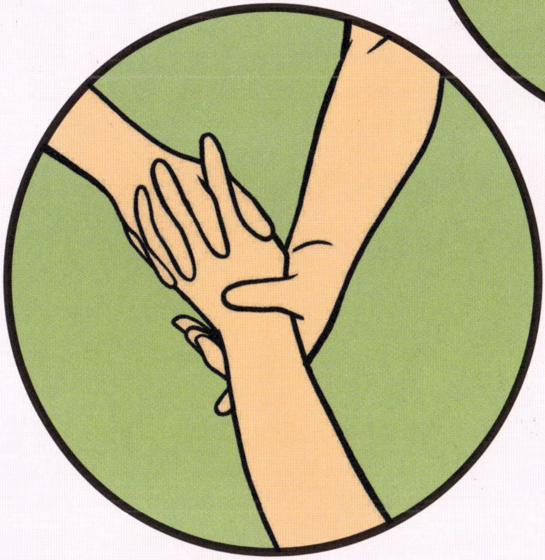

PRATIQUEZ UNE ROTATION DES POIGNETS.

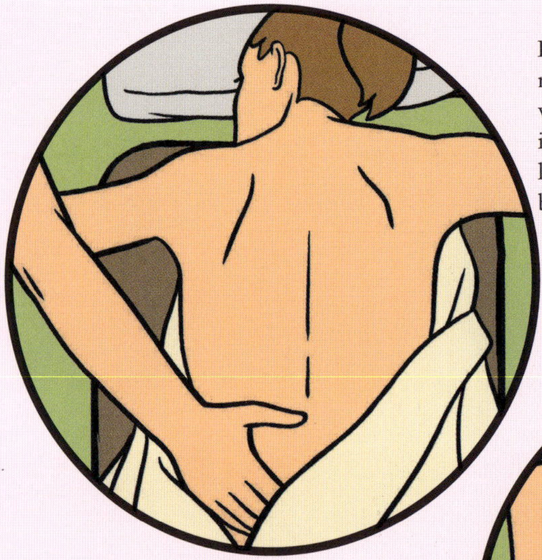

FAITES PRENDRE UNE GRANDE INSPIRATION À VOTRE MASSÉ ET PRATIQUEZ DES MOUVEMENTS EN ALLER-RETOUR SUR LES DORSALES.

Démarrez tout en bas du dos sur le sacrum, remontez progressivement le long du dos en venant crocheter les épaules sous les aisselles, inspirez avec la personne massée puis dans l'expiration, redescendez lentement jusqu'en bas du dos.

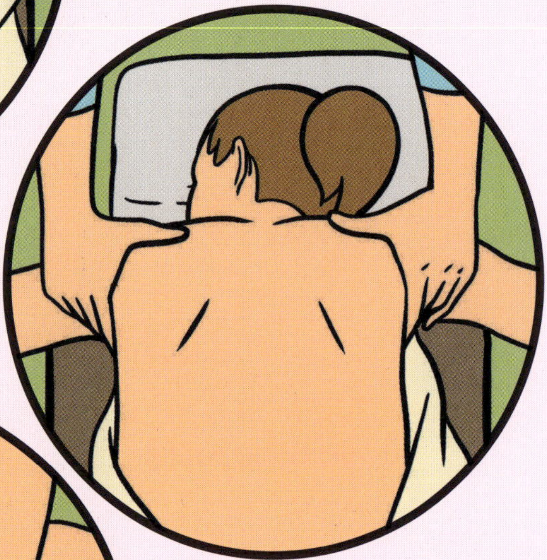

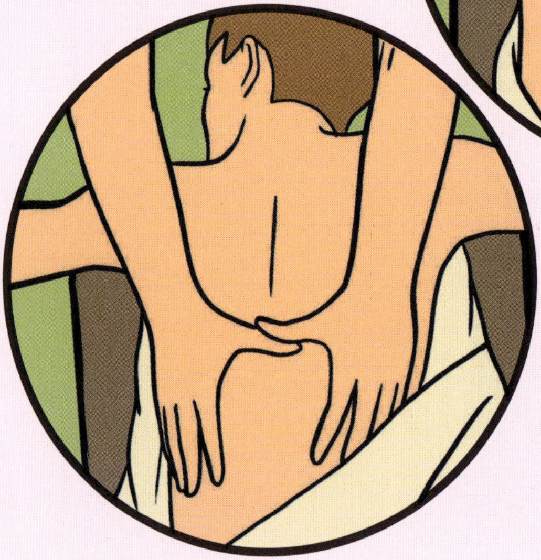

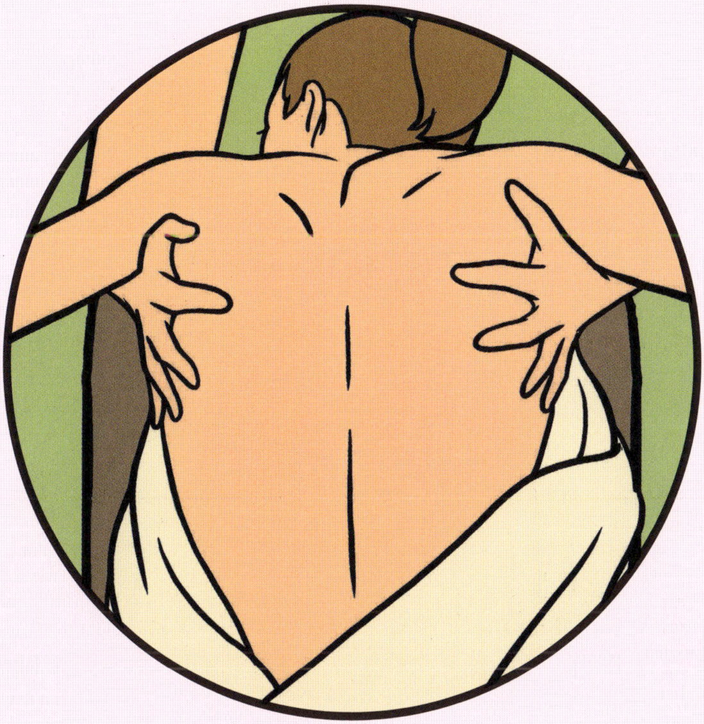

LA GRANDE INSPIRATION.

Passez les mains sous les aisselles et procédez à une grande inspiration, puis relâchez tout doucement la traction dans les épaules sur l'expiration. Cette manœuvre apporte beaucoup de place dans la cage thoracique et est particulièrement bénéfique au troisième trimestre de la grossesse.

5. Ouvrir le buste

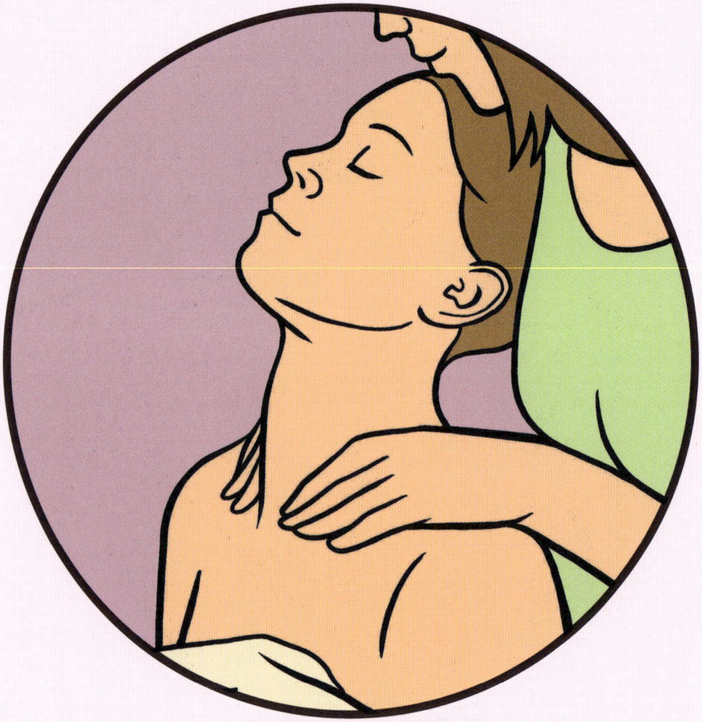

LE LISSAGE DE LA GORGE

Placez votre massée dans une posture assise relevée, tête appuyée contre votre épaule afin de réaliser un lissage de la gorge. Faites particulièrement attention à votre propre posture. Pour ne pas vous cambrer, appuyez la personne sur vos flancs de façon à pouvoir être en fente et protéger le bas de votre dos. Posez vos mains à la base de la gorge, sur les clavicules et remontez lentement le long des sterno-cléido-mastoïdiens.

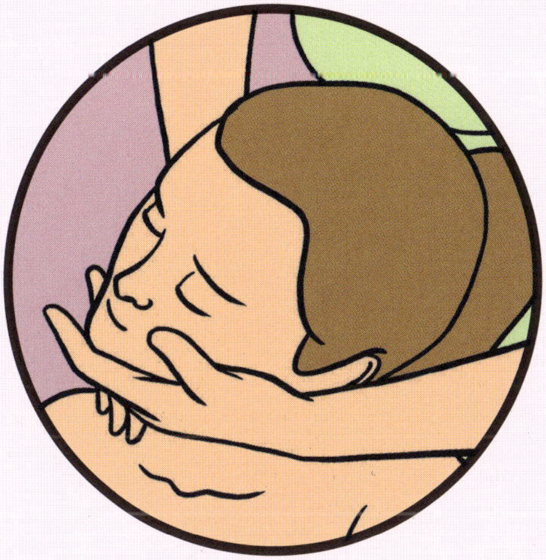

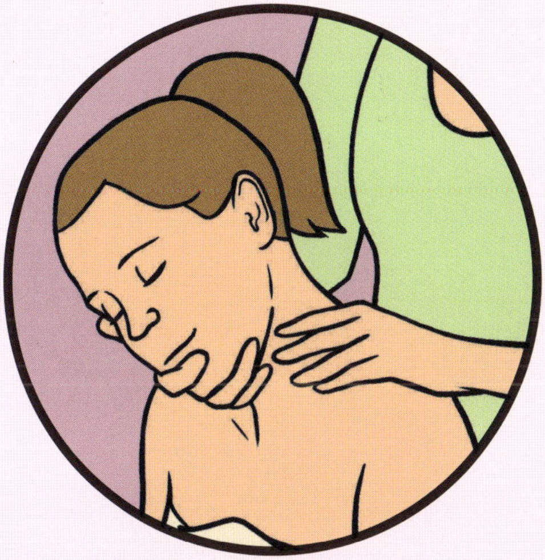

PÉTRISSAGE DU TRAPÈZE SUPÉRIEUR

Posez la joue de votre masée dans le creux de votre paume de main. En soutenant sa tête avec votre main, détendez et pétrissez le trapèze supérieur. Réalisez cette manœuvre des deux côtés comme vous le montre le dessin.
Plus votre main épouse le visage et soutient la tête, plus la manœuvre est relaxante.

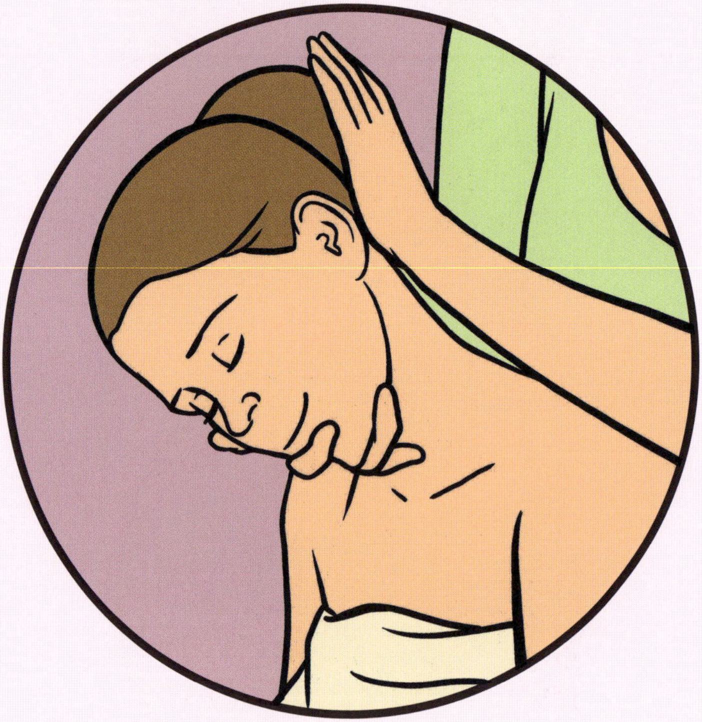

PRESSION GLISSÉE CONTRE LE BORD DE L'OCCIPUT

Pratiquez une pression glissée contre le bord de l'occiput. Pour cela, penchez la tête doucement vers l'avant et venez soutenir le visage par la joue tout en englobant le menton. Votre soutien est plus présent qu'à la manœuvre précédente et votre manoeuvre plus enveloppante encore.

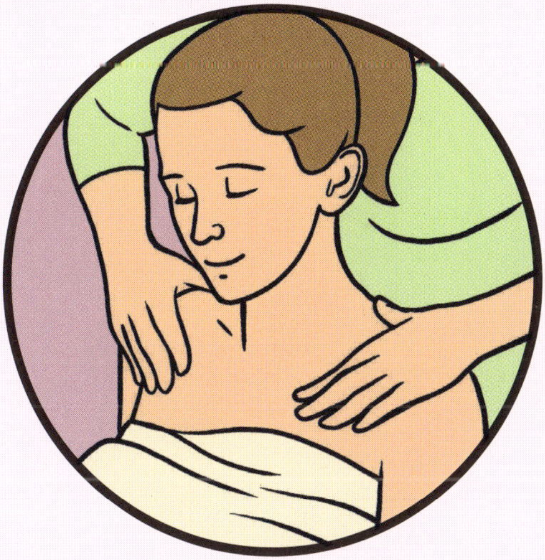

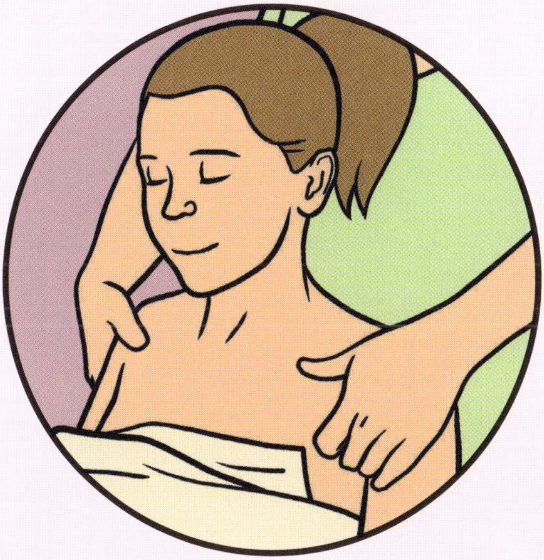

OUVERTURE DU BUSTE

Rebasculez votre massée contre vous en reprenant un bon placement en fente pour protéger votre dos. Posez vos mains en haut du sternum juste sous les clavicules et massez pour ouvrir le buste en attrapant, étirant et ouvrant les pectoraux.

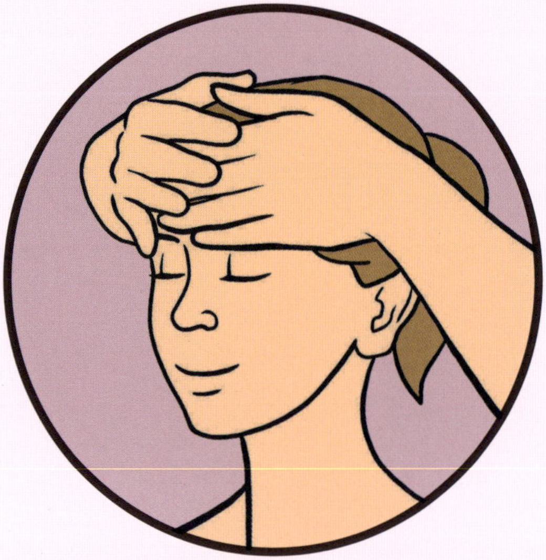

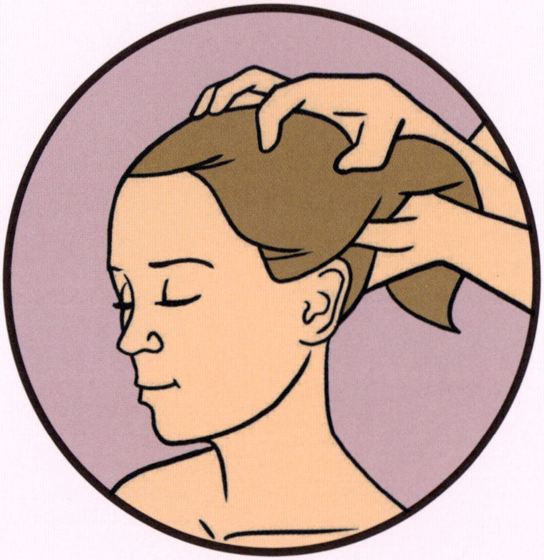

LISSEAGE DU VISAGE ET MASSAGE DU CRÂNE

En venant écarter votre massée de vous afin qu'elle reprenne sa posture assise et se soutienne elle-même, terminez ce long massage en position assise par la tête et le visage. Venez lisser le visage et masser le crâne à pleines mains.

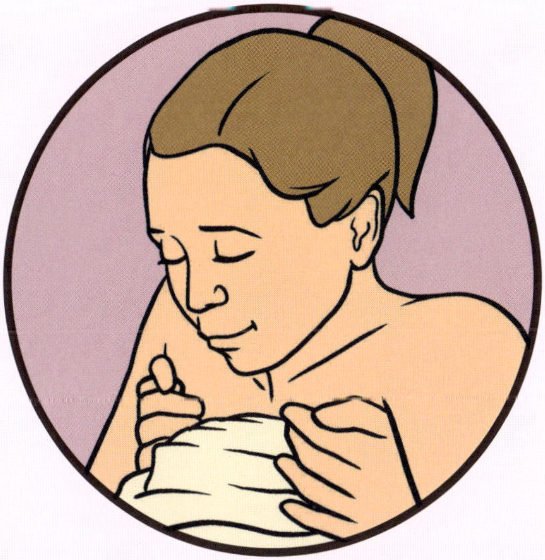

ATTRAPEZ LES ÉPAULES, INSPIRER EN SOULEVANT, EXPIRER, RELÂCHER.

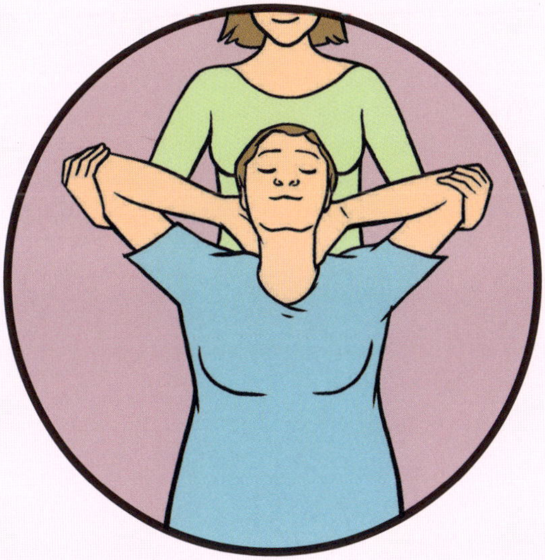

PLACEZ VOS MAINS DERRIÈRE LA TÊTE ET OUVEZ LES ÉPAULES VERS L'ARRIÈRE. ÉTIREZ À L'INSPIRATION.

4 MASSER LES ZONES DU CORPS EN POSTURE LATÉRALE

LE MASSAGE DES ÉPAULES EN POSTURE LATÉRALE

Le massage en posture latérale est fondamental lorsque l'on souhaite explorer une libération de l'épaule et/ou de la hanche à 360°. C'est une des seules postures permettant une telle pratique. Voilà les conditions nécessaires à une posture optimale.

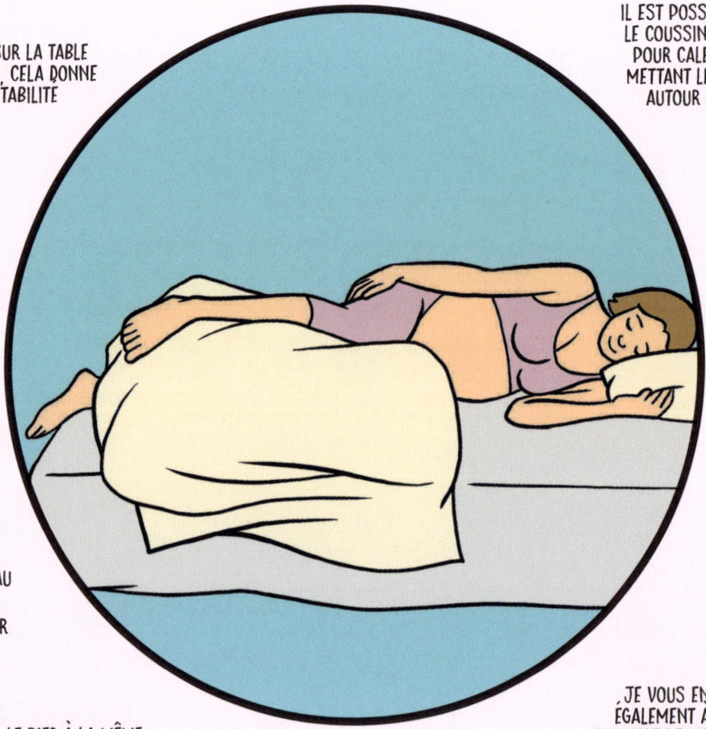

LES 5 PLACEMENTS DE BRAS POUR LE MASSAGE DE L'ÉPAULE EN POSTURE LATÉRALE

Lorsque nous massons une personne en posture latérale, il existe cinq façons de bien positionner son bras.

1. Bras vers l'avant

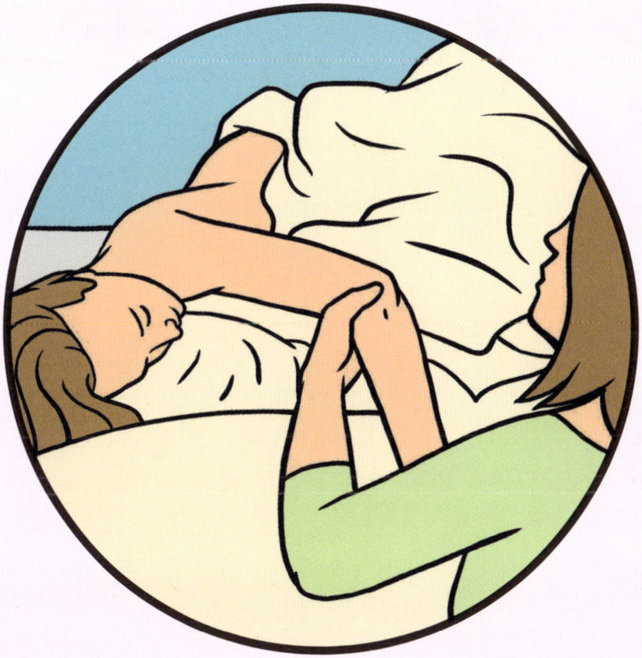

Lorsque l'on pose le bras de la personne vers l'avant de son corps, cela permet, certes, de travailler les avant-bras et le massage de la main mais surtout de venir détendre et masser tous les muscles de l'omoplate, et plus particulièrement ceux entre la colonne et l'omoplate : les rhomboïdes. Dans cette posture, les rhomboïdes sont en extension, une des meilleures postures pour les détendre. De même, en passant sous les aisselles et en venant glisser le pouce entre les côtes et l'omoplate, on peut venir détendre un muscle souvent très douloureux (particulièrement pendant la grossesse) : le subscapulaire qui maintient l'omoplate contre les côtes.

2. Bras le long du corps

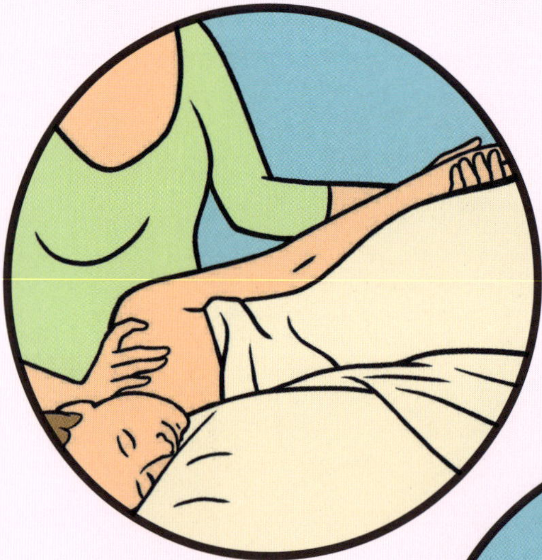

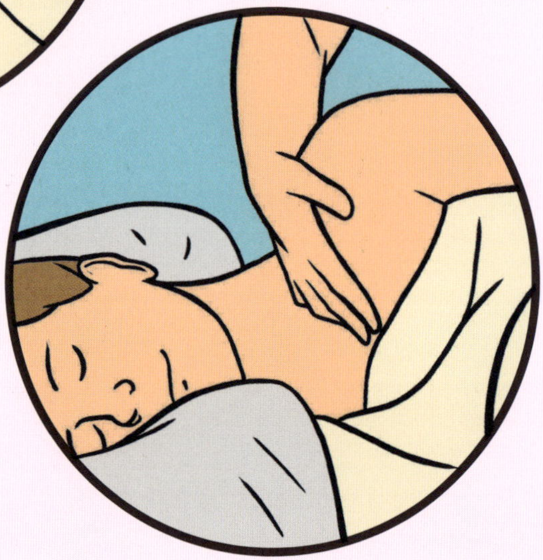

Cette posture permet un travail idéal des trapèzes, scalènes, sterno-cléido-mastoïdien ainsi qu'une ouverture du pectoral. Au niveau du bras, c'est une des meilleures postures pour travailler le triangle du deltoïde. Installez confortablement votre massée, le bras posé sur la hanche et réalisez tranquillement les pétrissages de toute cette zone du cou de la gorge et de l'épaule.

3. Bras vers l'arrière du corps

Dégagement de l'omoplate et étirement de la coiffe des rotateurs

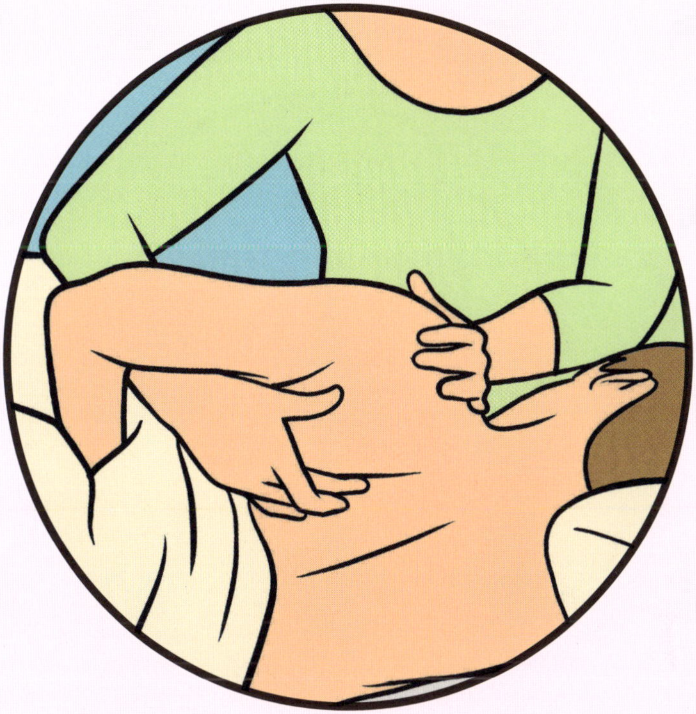

Cette posture, où le coude voire tout le bras partent sur l'arrière du corps, est incroyablement bénéfique pour le travail du décollement de l'omoplate ainsi que les étirements de tout l'avant de la l'épaule comme la coiffe des rotateurs notamment et, pourquoi pas, la libération de la zone de l'acromion (bourrelet de l'omoplate) ainsi que les attaches distales sur l'humérus du grand pectoral.

Le décollement de l'omoplate comme nous le voyons sur le dessin demande plus de dextérité et est beaucoup plus complexe à mettre en œuvre. Néanmoins, si vous souhaitez vous y essayer, poussez doucement d'une main l'épaule vers l'arrière du corps et glissez les doigts de l'autre main lentement sous l'omoplate. Explorez la zone avec infiniment de délicatesse et d'écoute pour les tensions qui sont nombreuses dans cet endroit du corps. Veillez à respecter le tissu afin de ne pas blesser votre massée. Cela reste un un très grand classique dans les manœuvres de détente de la ceinture scapulaire.

4. Bras en posture verticale

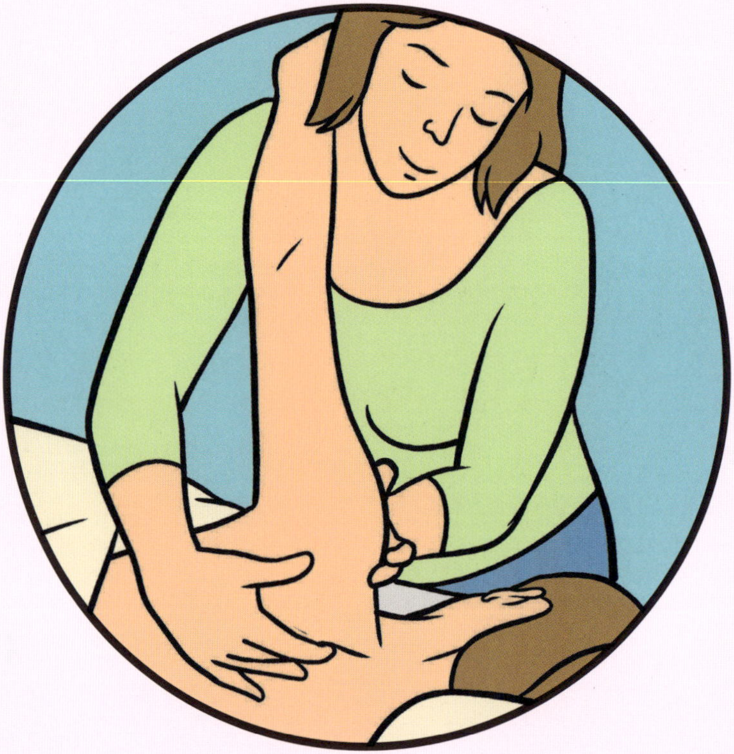

Cette posture de bras permet une grande mobilité de l'épaule. Elle vous permet de tester les mouvements et les restrictions à 360°, de sentir où sont les blocages et les tensions, les zones de restriction afin de pouvoir guider l'ensemble de votre pratique et constater les bienfaits de votre massage.

Posez simplement le bras sur votre épaule et utilisez vos deux mains afin d'accompagner le mouvement, la mobilisation et peut-être le pétrissage de certaines zones tendues.

5. Bras en position au dessus de la tête

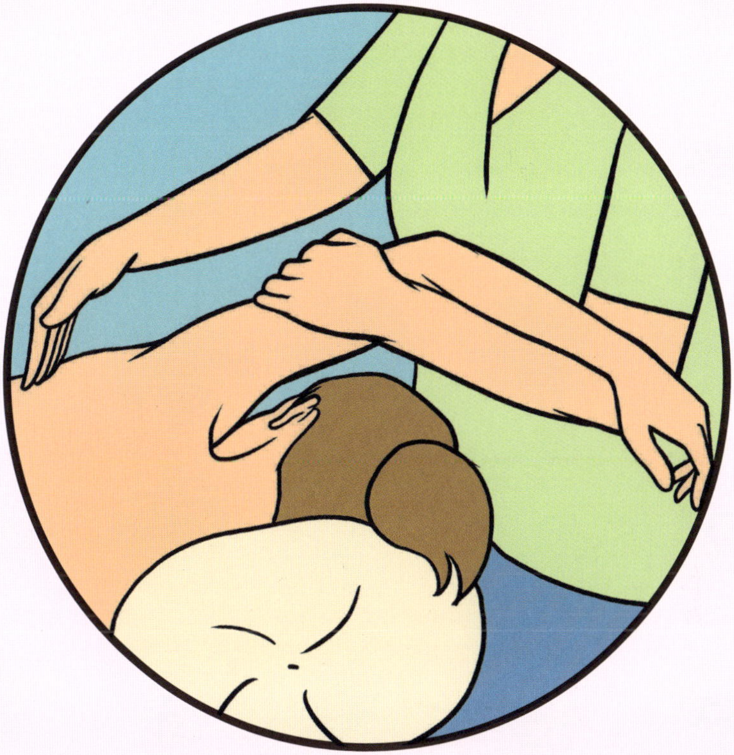

Enfin, cette posture de bras au-dessus de la tête permet le meilleur travail de détente des muscles, grands ronds, petit rond, dentelés… et pourquoi pas subscapulaires.

En glissant vos doigts, la paume de votre main ou votre avant-bras sur cette face externe de l'omoplate, vous pouvez apporter une immense détente de cette zone qui conduit souvent à un relâchement complet et global de toute la ceinture scapulaire. On terminera la pratique avec le muscle du triceps, autrement dit la face postérieure du bras, qui peut être particulièrement tendue chez la femme enceinte si elle a l'habitude de porter dans ses bras d'autres enfants en bas âge que celui qu'elle porte dans son ventre.

L'ÉTIREMENT DU FLANC EN POSTURE LATÉRALE

Cette posture du bras au-dessus de la tête nous offre une transition idéale afin de pouvoir accompagner la femme enceinte sur un étirement complet de son flanc. Inversez les placements des jambes. Repliez la jambe de dessous et tendez la jambe de dessus, en exerçant un étirement du bras et une poussée sur la crête iliaque en créant une ouverture des flancs. Vous pouvez également exercer une pression glissée en écartant vos mains l'une de l'autre sur les abdominaux transverses et les obliques.

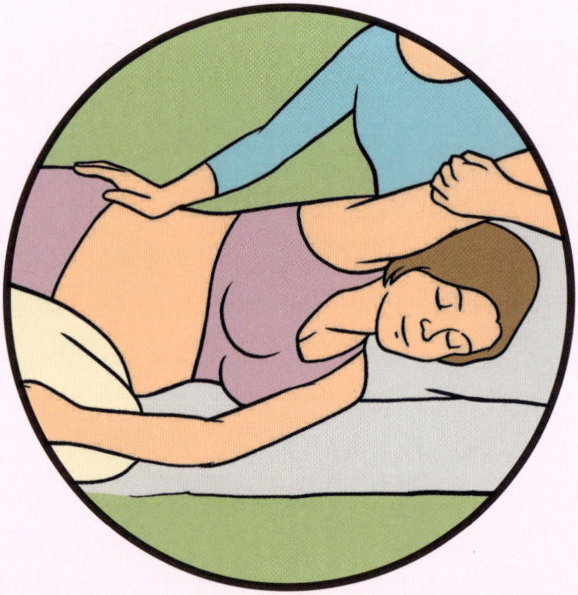

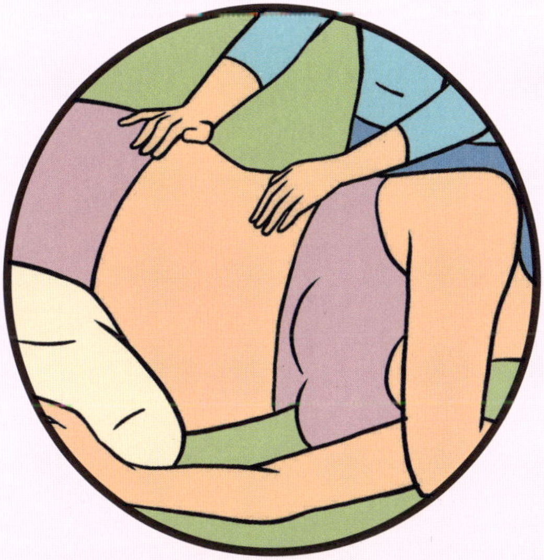

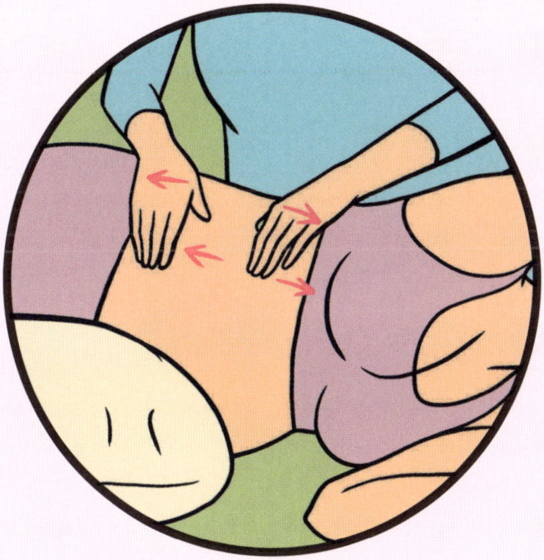

Ces manœuvres vous permettent également, par pression glissée en écartant vos mains, de réaliser un étirement profond du rachis, ce qui soulage énormément les tensions dans les lombaires.

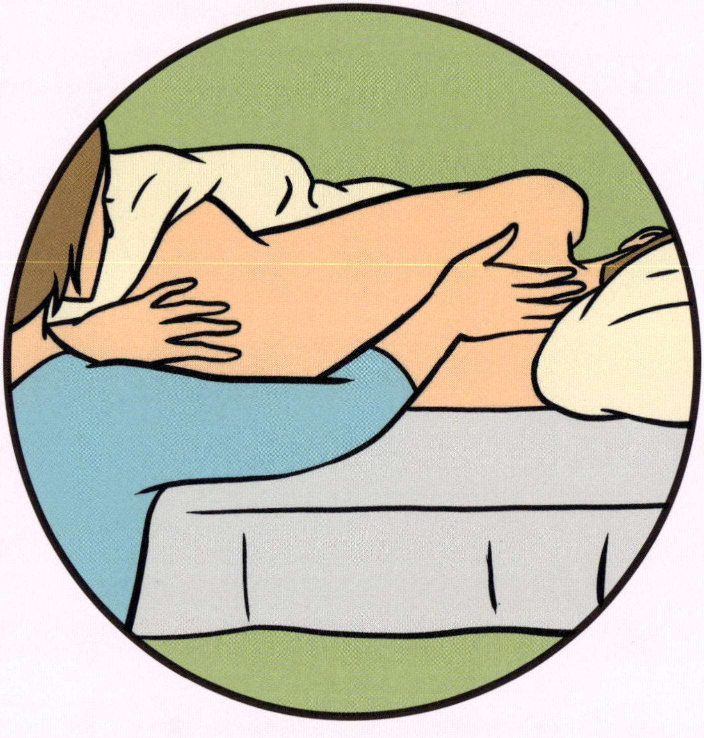

ÉTIREMENT DE LA COLONNE

Posez une main sur le sacrum et l'autre en haut des dorsales. Inspirez ensemble, puis dans l'expiration écartez vos mains mais sans glisser sur la peau. Entrainez la peau avec vous afin de créer un étirement du fascia et de la colonne vertébrale.

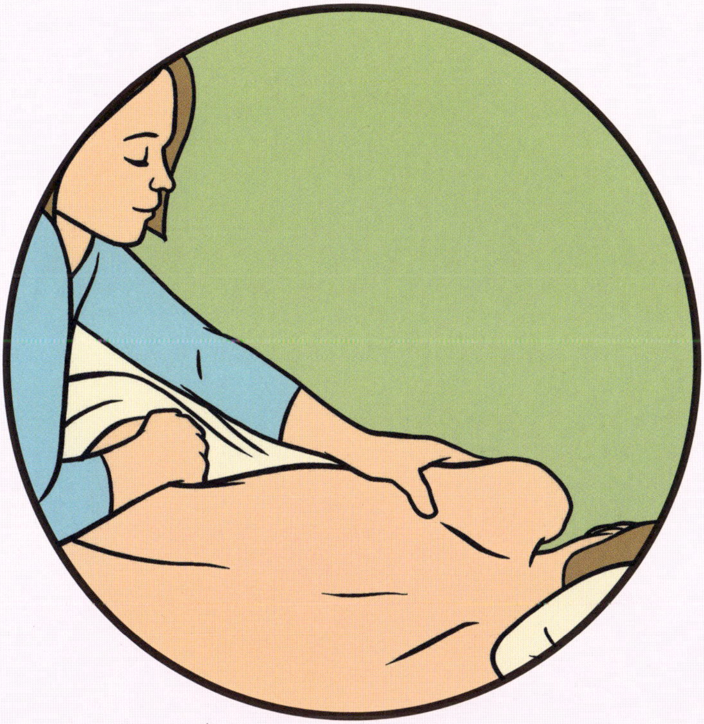

ÉTIREMENT DES FLANCS

Le massage des muscles iliaques est une des manœuvres les plus difficiles à pratiquer pour une personne non expérimentée en massage, mais ce pétrissage des muscles reste une manoeuvre des plus aidantes et relaxantes pour une femme enceinte. Placez une main en traction sur le haut de l'os du fémur, et, de l'autre, glissez à l'intérieur de la crête iliaque afin de venir lisser le muscle avec la pulpe de vos doigts, délicatement, en exerçant de petits mouvements circulaires. Cela peut être un peu douloureux si le muscle est tendu.
N'hésitez pas prendre votre temps, à y aller pas à pas et, surtout, à pratiquer ce massage avec la respiration.

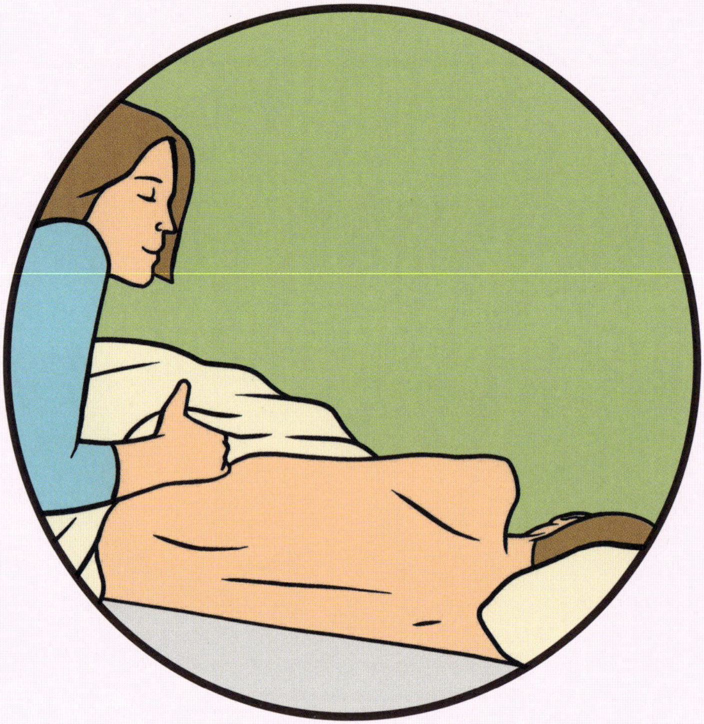

BASCULE DU BASSIN ET DE LA CRÊTE ILIAQUE

Gardez votre main crochetée dans la crête iliaque, placez l'autre derrière le genou, dans le creux poplité. Inspirez ensemble et à l'expiration, venez étirer la crête iliaque vers vous comme précédemment tout en remontant le genou. Cela fait basculer la crête iliaque vers l'arrière et crée de la place dans le grand bassin. C'est très agréable pour la future maman.

Si c'est une des manœuvres les plus difficiles à pratiquer pour une personne non expérimentée en massage, le pétrissage des muscles iliaques reste l'une des plus aidantes et relaxantes pour une femme enceinte.

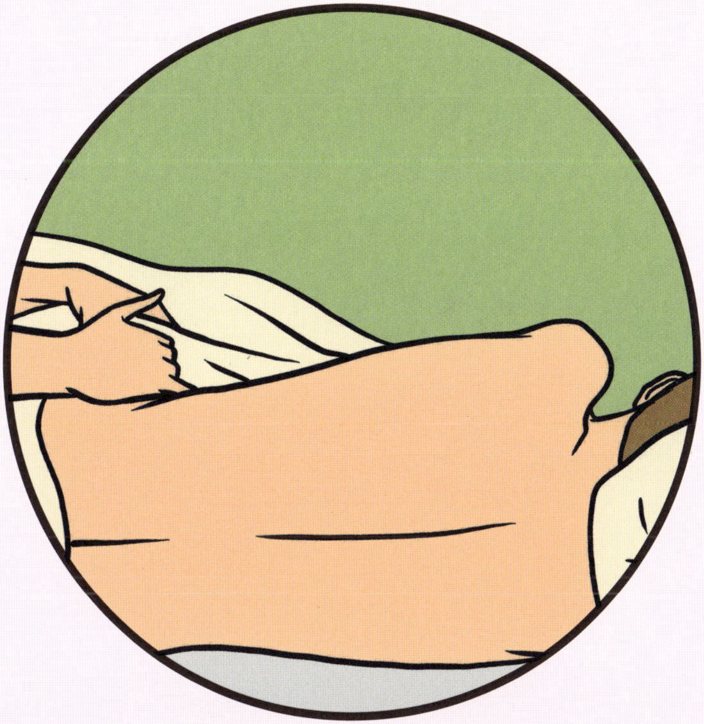

MASSAGE DES MUSCLES ILIAQUES

Placez une main en traction sur le haut de l'os du fémur, et, de l'autre, glissez à l'intérieur de la crête iliaque afin de venir lisser le muscle avec la pulpe de vos doigts, délicatement, en exerçant de petits mouvements circulaires. Cela peut être un peu douloureux si le muscle est tendu. N'hésitez pas prendre votre temps, y aller pas à pas et surtout à pratiquer ce massage avec la respiration.

LE MASSAGE DES FESSIERS EN POSURE LATERALE

Avant d'explorer le massage des fessiers, commençons par le draping, un point important et sécurisant pour respecter l'intimité et le bien-être de la future maman.

Comment draper le corps en posture latérale, pour masser le fessier et la jambe ?

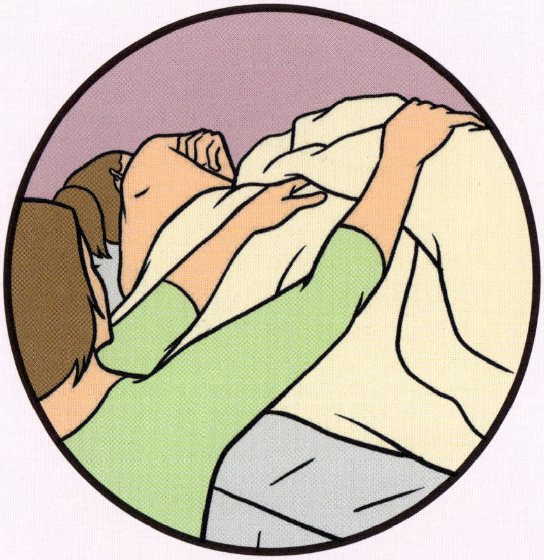

LE DOUBLE DRAPING

Le double draping comme son nom l'indique, se réalise grâce à deux grands draps ou serviettes, l'une posée sous le corps de la personne, l'autre posée par-dessus. Enroulez tout d'abord le drap de dessous autour du bassin, du sacrum et des fessiers de la massée. Ensuite, placez le drap de dessus contre la poitrine de la massée, puis glissez-le entre ses jambes de façon à dégager la cuisse et la jambe supérieure. Ce double draping, s'il n'est pas facile à réaliser, a le mérite de complètement sécuriser la future maman et de préserver son intimité même en posture latérale.

Repères anatomiques sur le fessier :

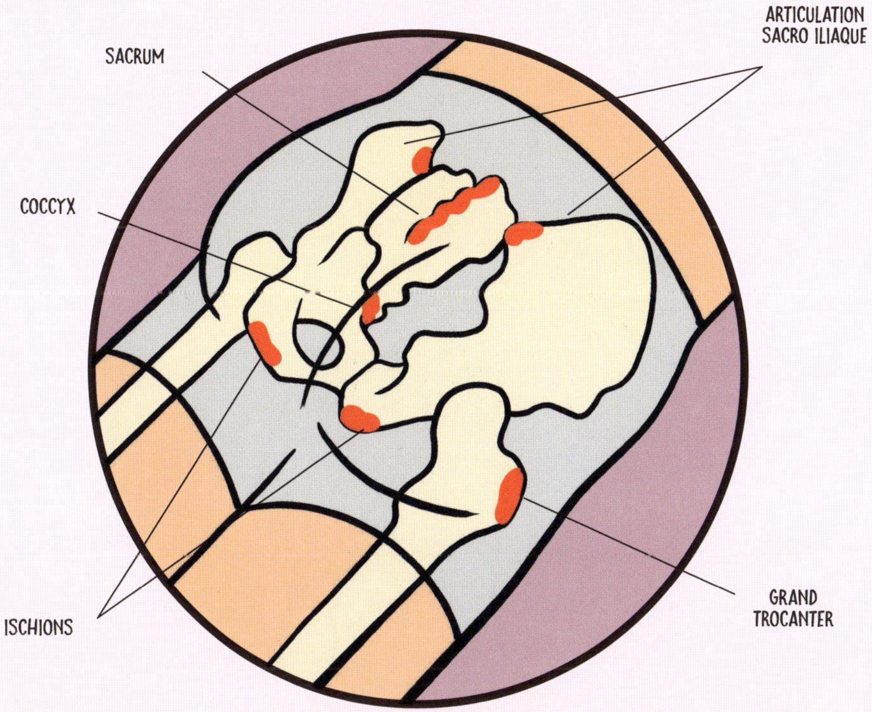

Zones à détendre en priorité :

1 Le premier grand sillon entre l'ischion et le trochanter : La zone du carré fémoral (anciennement crural), piriforme distal, petit fessier

2 Le deuxième grand sillon entre l'ischion et le coccyx : La zone de l'obturateur interne, piriforme proximal (anciennement pyramidal)

Les fessiers d'une future maman sont souvent très douloureux. Pour détendre ces zones extrêmement tendues comportant de nombreux points sensibles, pratiquez de petits mouvements circulaires avec vos pouces, vos paumes, le bout de vos doigts, en prenant soin de ne pas exercer de pression qui serait douloureuse.

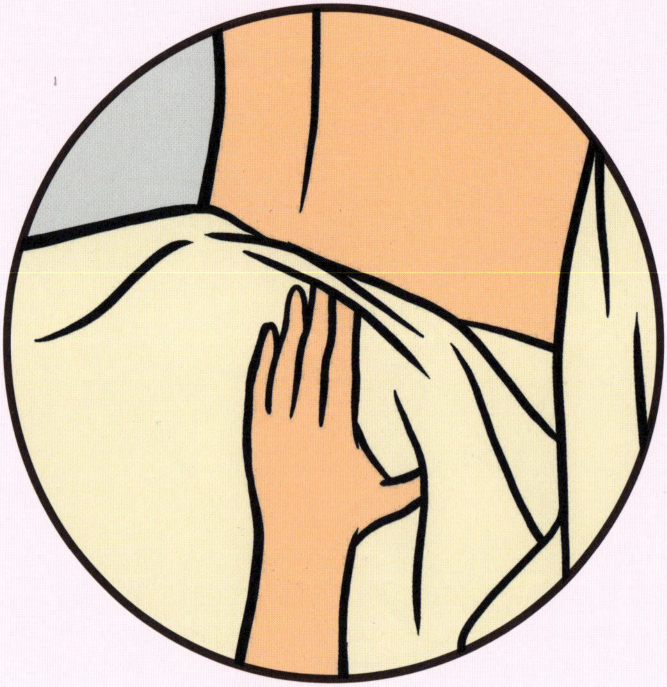

MOBILISATION DU BASSIN CONTRE POUSSÉE
(TIRE FEMUR ET MAINTIENT SACRUM)

En venant attraper le fémur de la main droite sur le bassin et en le tirant vers vous, exercez une pression permettant d'ouvrir le bassin, la crête iliaque et la symphyse pubienne. En parallèle de cette traction, maintenez doucement le sacrum sans exercer de contre-repousse.

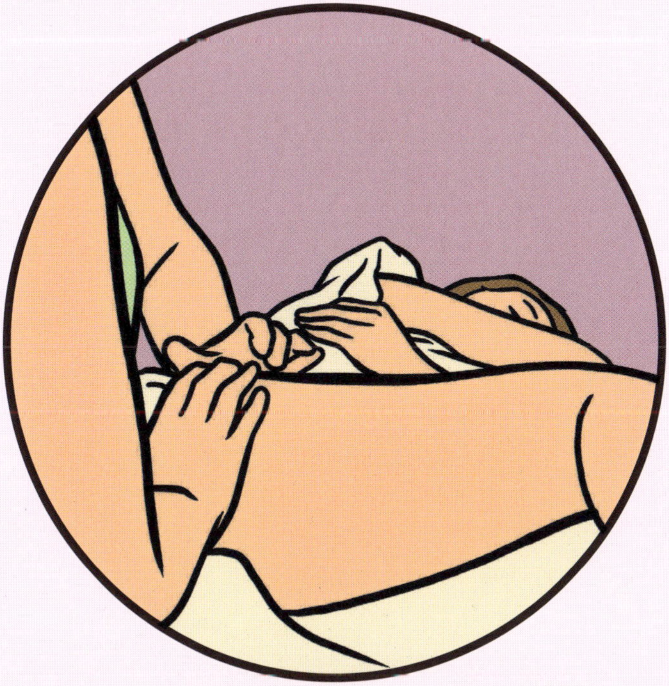

MASSAGE DES ISCHIONS EN POSTURE LATÉRALE

Les ischions sont les fameux os qui font mal lorsqu'on fait beaucoup de vélo. Ce sont les deux pointes osseuses sur lesquelles on s'assoit. Mais les ischions sont également des piliers du périnée et il est fondamental de veiller à les détendre dans le dernier trimestre de la grossesse. En posant à plat la paume de votre main, réalisez des massages circulaires tout autour de cet os, à 360° et veillez ainsi à détendre tous les muscles rattachés.

Ce sera très important en parallèle de tout cela de bien détendre les ischios jambiers, les muscles à l'arrière des cuisses, également les adducteurs et la bande illio tibiale sur la partie latérale externe de la cuisse, incontournables pour une bonne détente du périnée.

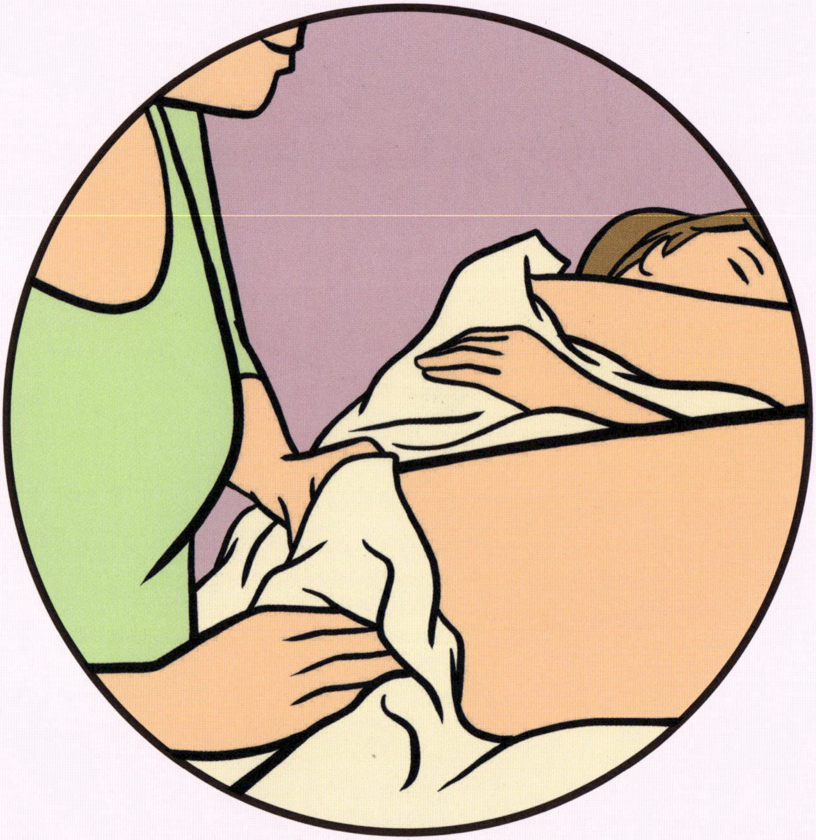

MASSAGE DU PYRIFORME ET DU CARRÉ CRURAL

En vous repérant grâce à l'ischion ainsi qu'aux sacrum et au trocanter, prenez le temps d'explorer toutes les zones du fessier car c'est vraiment le moment le plus caractéristique et incontournable du massage prénatal. Et c'est sans aucun doute ce dont la massée a le plus besoin. L'impact sur la détente du périnée (et donc la facilité à enfanter) est très important lors de la pratique de ce massage. À pratiquer régulièrement dans le dernier trimestre de la grossesse.

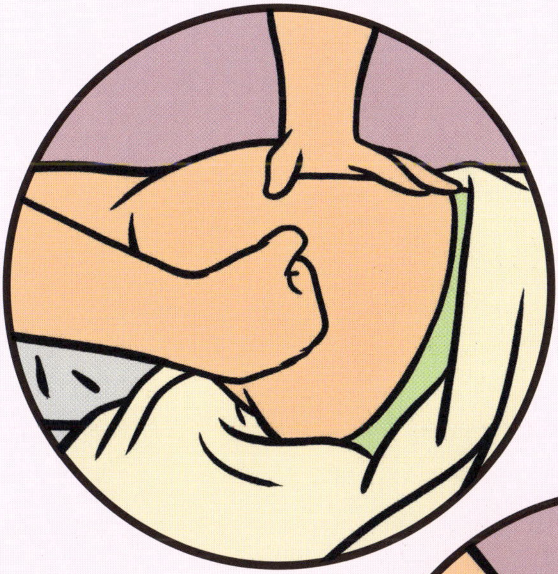

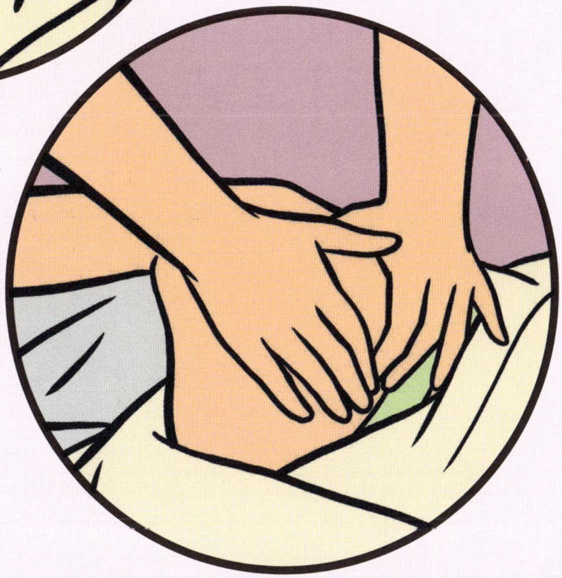

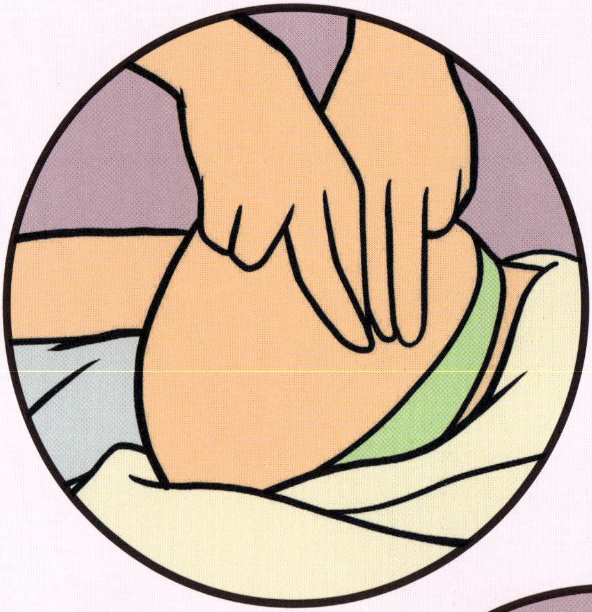

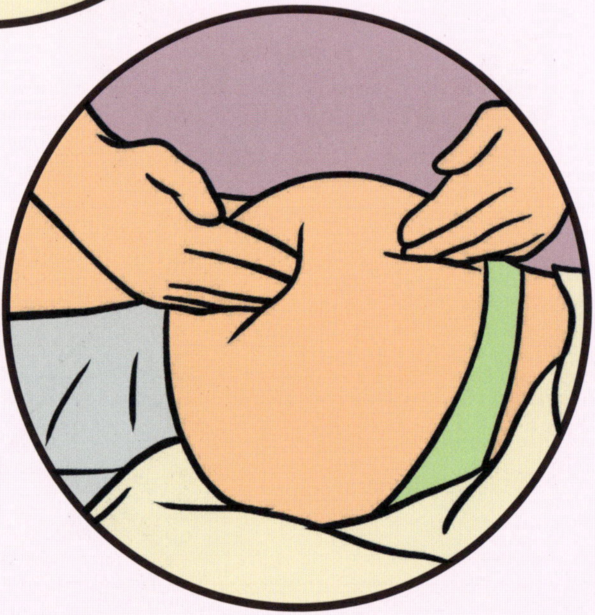

La détente du périnée

Cette pratique n'est pas facile à réaliser pour un professionnel mais elle trouve toute sa place au sein du couple. Elle demande beaucoup de dialogue afin d'expliquer son intérêt, le geste proposé et l'importance de la respiration. Il s'agit de lutter contre la gravité en venant repousser dans le petit bassin et le grand bassin les tissus ou les organes ayant tendance à descendre sous la pression du poids du bébé. Cela soulage énormément la future maman et permet de désengorger tous les fluides et les blocages retenus par cette pression. Cette pratique est vraiment importante, surtout si la personne a les jambes lourdes, ou si elle a des difficultés circulatoires sur le plan veineux et/ou lymphatique.

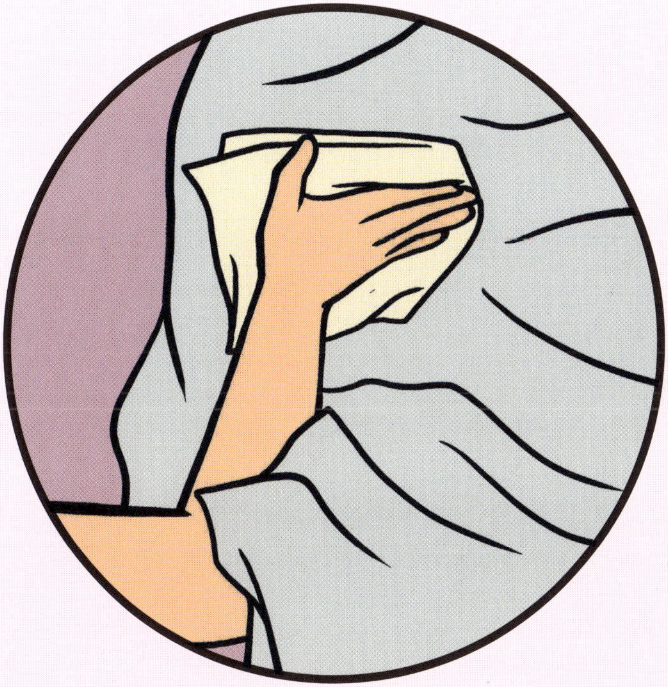

ENTRE LES 4 POINTS DE REPÈRES ISCHIONS, SYMPHISE PUBIENNE ET COCCYX

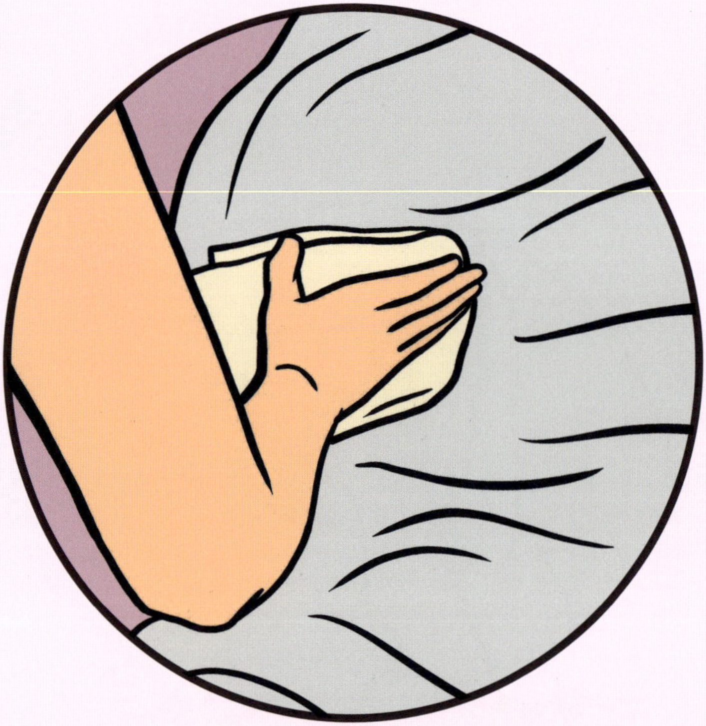

UNE POUSSÉE REMONTANTE DANS L'EXPIRATION
ET DANS L'AXE DE LA LUMIÈRE DU PETIT BASSIN.

LE MASSAGE DES JAMBES EN POSTURE LATERALE

Draping de la jambe en posture latérale :

Comme expliqué à la page 82, entourez la jambe et la cuisse avec le drap de dessus afin de pouvoir masser le marron inférieur tout en préservant l'intimité de la massée.

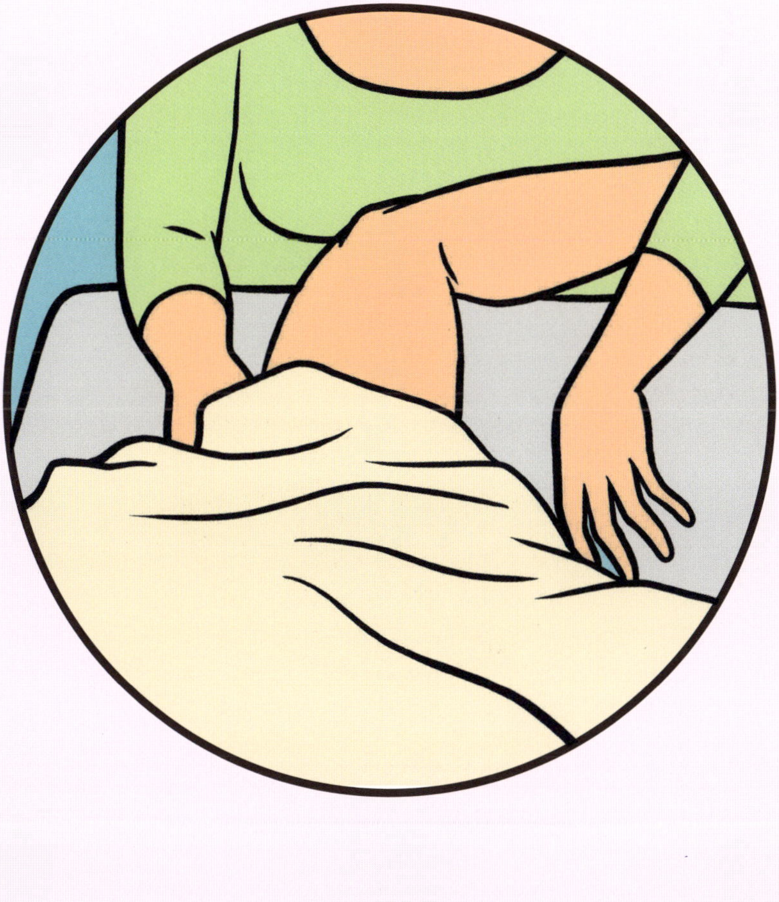

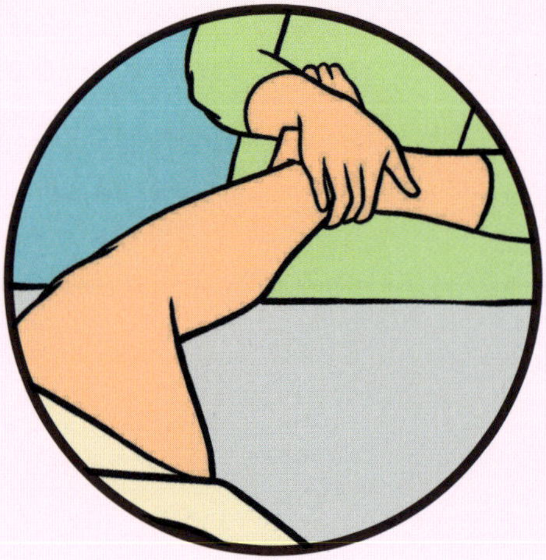

Exercez un léger étirement de la jambe en plaçant vos deux mains autour de la cheville et profitez de cette posture très agréable pour réaliser un profond massage de la cheville et du pieds. Malaxez le talon, ainsi que la cheville à pleines mains.

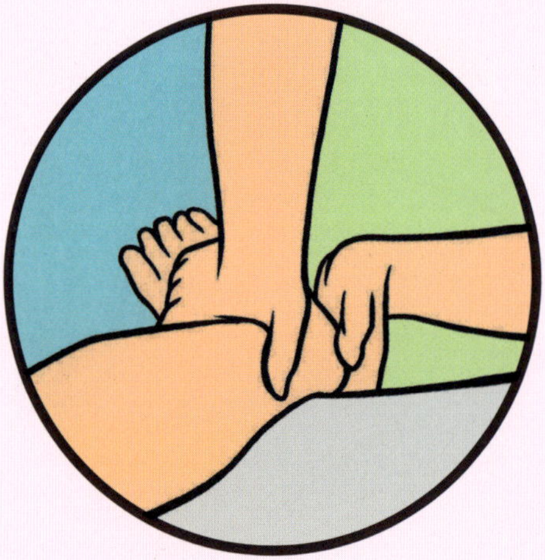

N'hésitez pas à réaliser des cercles sous la voûte plantaire avec votre poing fermé. Pétrissez longuement toute la voûte plantaire, glissez-vous entre chaque orteil et étirez-les. Laissez parler votre créativité.

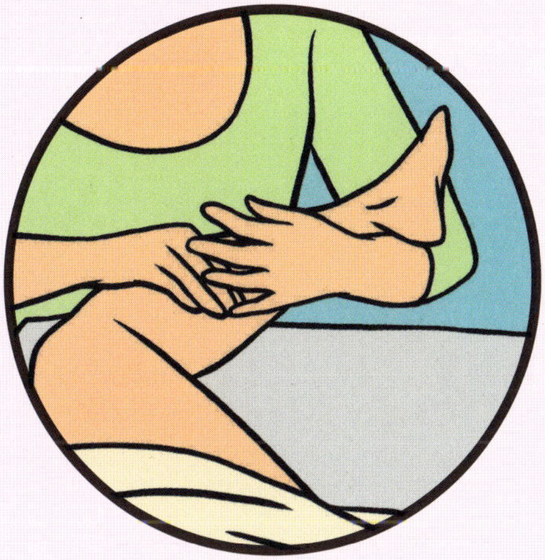

Ensuite, réalisez un pétrissage bord externe du bas de jambe et du muscle soléaire. N'hésitez pas à vous glisser entre le tibia et la fibula.

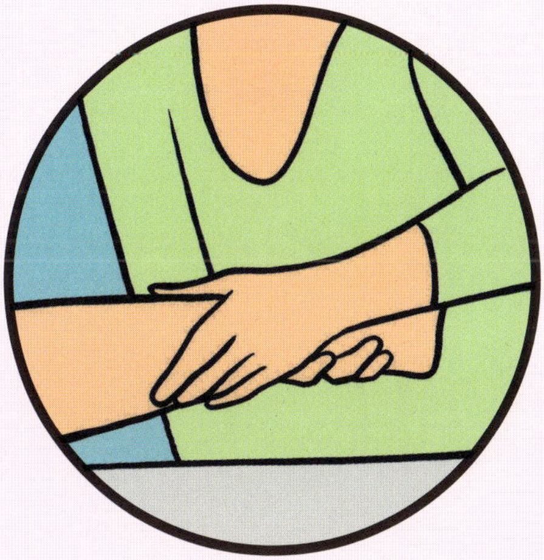

Lissez le mollet à pleine main, de façon remontante, en exerçant une légère pression au centre.

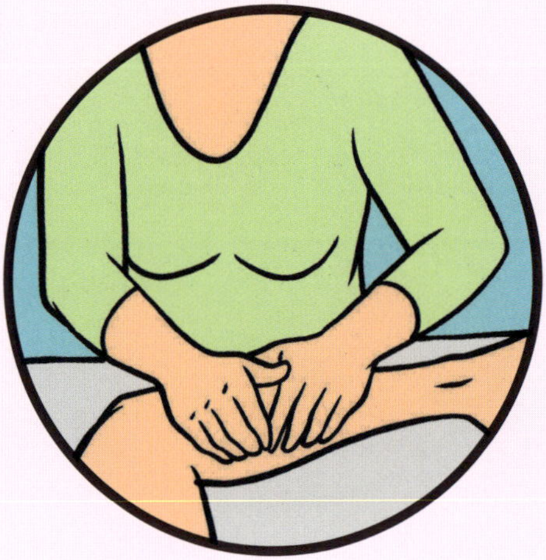

Pétrissez le mollet, mains alternées en faisant attention de ne pas exercer une pression trop intense.

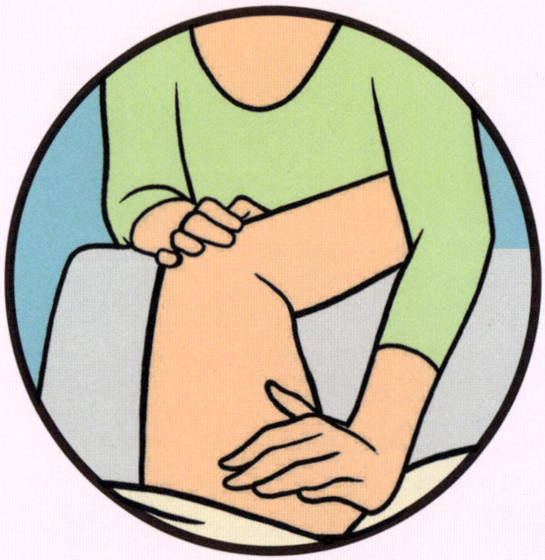

Glissez votre main tout le long des ischios jambiers en exerçant une pression ferme. Si la zone est trop tendue n'hésitez pas à y associer des pétrissage mains alternées.

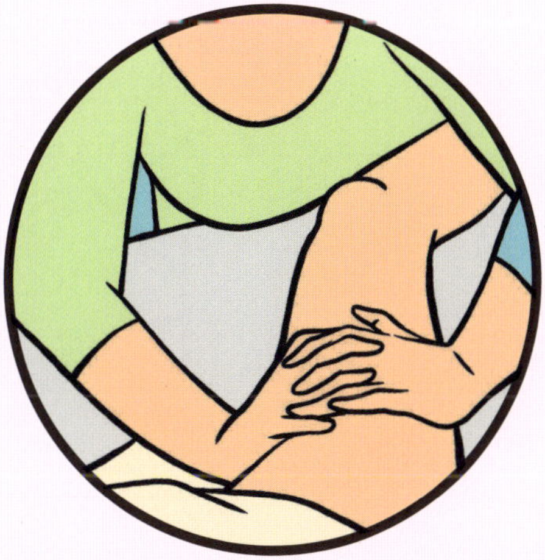

Enfin terminez par grand mouvement de massage de la bande ilio-tibiale (le fascia lata). Entrecroisez vos doigts afin de joindre vos 2 mains et exercez une grande pression glissée et remontante.

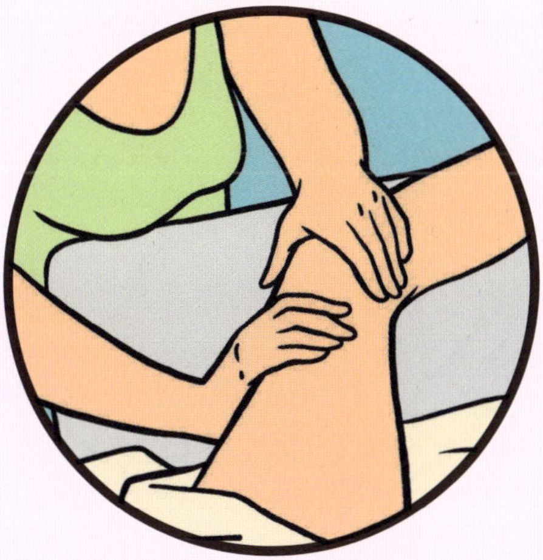

Même type de manœuvres pour la détente des quadriceps en grandes pressions glissées associées à des pétrissages les mains alternées.

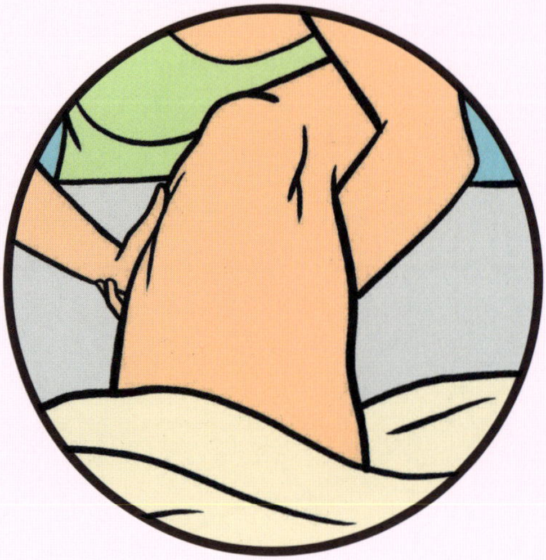

Profitez-en pour glisser vos mains sous la jambe afin de pouvoir détendre les adducteurs, grâce à des pressions glissées remontantes vers le bassin.

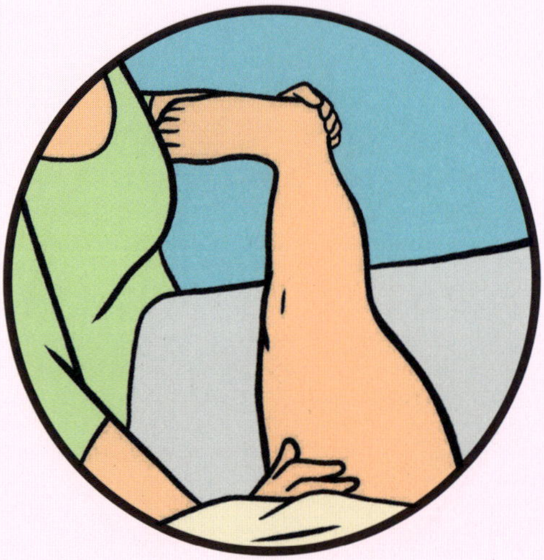

Terminez par un étirement de la chaine posturale arrière de la jambe, une main derrière la cheville en la tirant vers vous pendant que votre autre main se positionne en haut du fémur, en exerçant une contre-poussée qui l'éloigne de vous.

SE TOURNER EN POSITION LATÉRALE

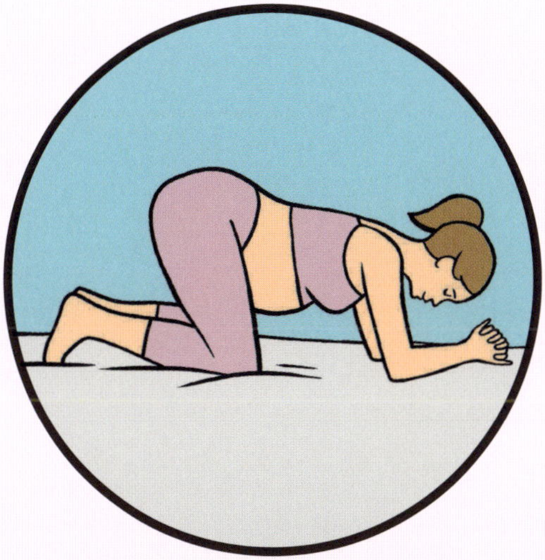

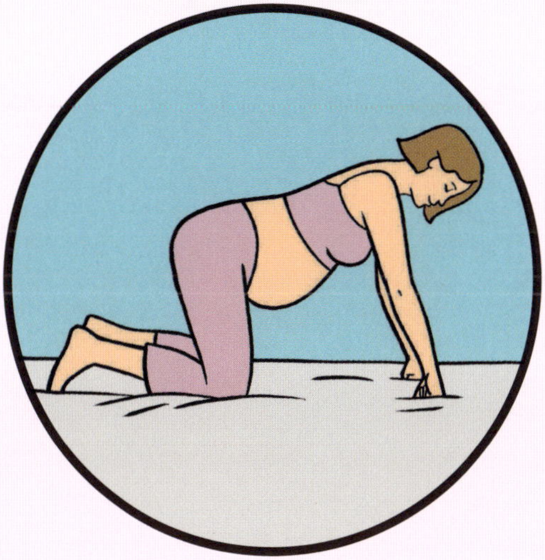

Le massage terminé pour un côté, il va falloir que la future maman se retourne... Nombreuses sont celles qui pensent à passer le bébé par-dessus leur corps allongé sur le dos ce qui n'est vraiment pas la façon la plus optimale. Conseillez d'opter pour une autre méthode : passer le ventre par en dessous en se mettant à quatre pattes sur la table de massage et en étant bien sûr protégée par le draping. C'est tellement plus confortable mais encore fallait-il y penser !

5 MASSER LES ZONES DU CORPS EN POSITION ALLONGÉE SUR LE DOS

LE MASSAGE DES JAMBES ET DES PIEDS EN POSTURE SUR LE DOS

Après avoir massé les deux jambes en posture latérale, installez votre massée directement sur le dos et glissez sous ses jambes un énorme cube de mousse !

Draping de la jambe en position sur le dos

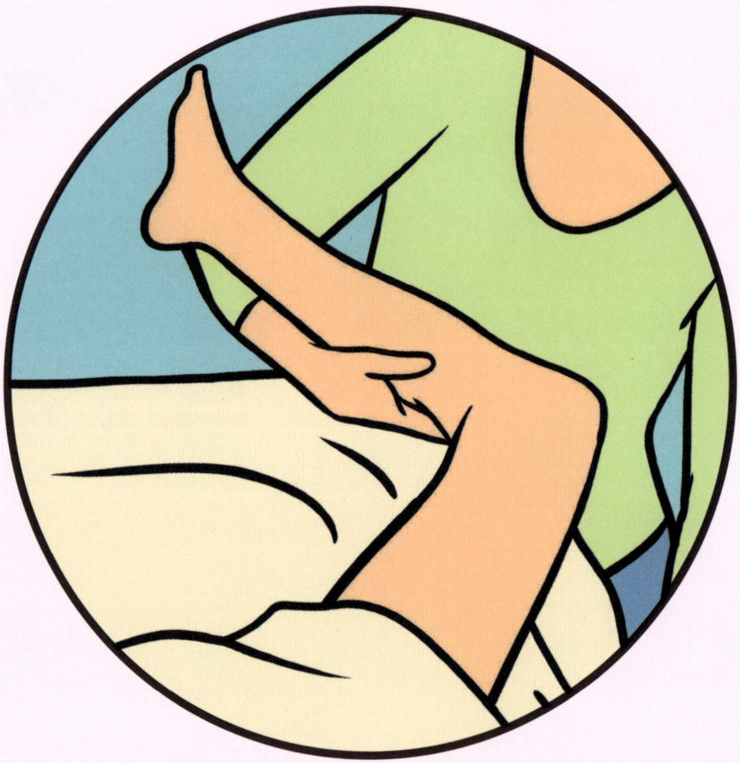

Glissez le drap sous la jambe afin de la dégager entièrement tout en préservant l'intimité de votre massée.

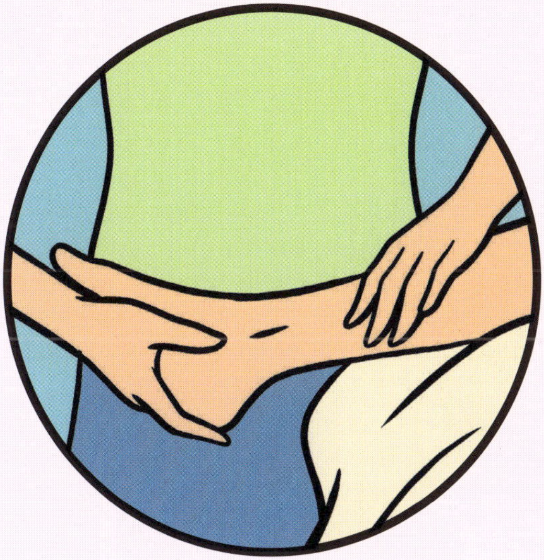

En posant votre main sous la voûte plantaire pour maintenir la jambe, exercez de l'autre une lente pression glissée remontante pour un lent et délicat massage de l'intérieur du bas de la jambe. Le geste utilisé correspond à des effleurages et pressions glissées légères.

Glissez vos mains sous le genou de chaque côté pour venir masser le creux poplité à l'arrière du genou. Cette détente du genou et du creux poplité, grâce à de petits mouvements circulaires de vos doigts pianotant est profondément relaxante et favorise la circulation sanguine et lymphatique dans la jambe.

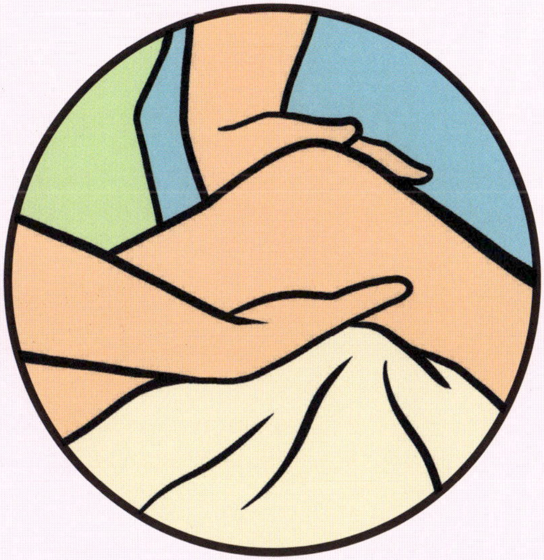

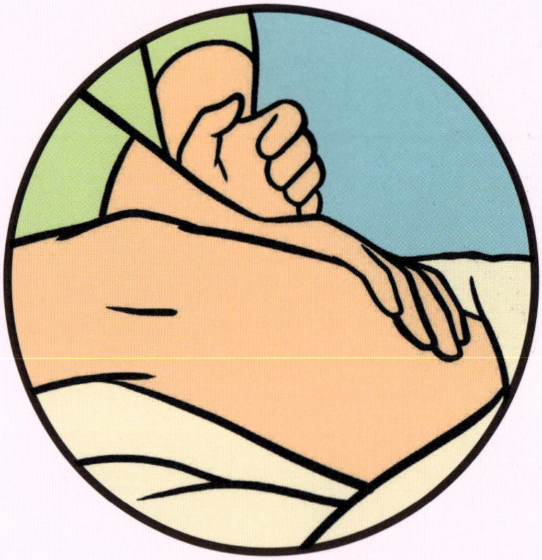

Si ce n'est pas déjà fait, détendez la bande latérale de la jambe, la bande illico-tibiale, grâce à des pression glissées réalisées par la pomme de votre main.

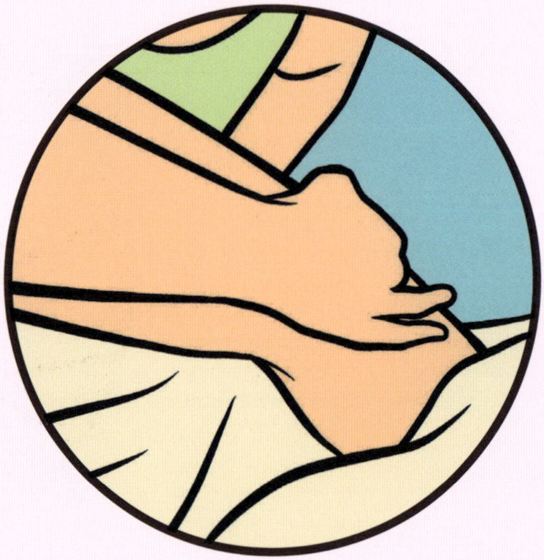

Poursuivez avec un bon pétrissage, les mains alternées des quadriceps et n'hésitez pas à exercer des pressions glissées peut-être avec votre avant-bras si ce n'est pas trop intense pour la future maman. N'oubliez pas l'intérieur de la cuisse, les adducteurs..

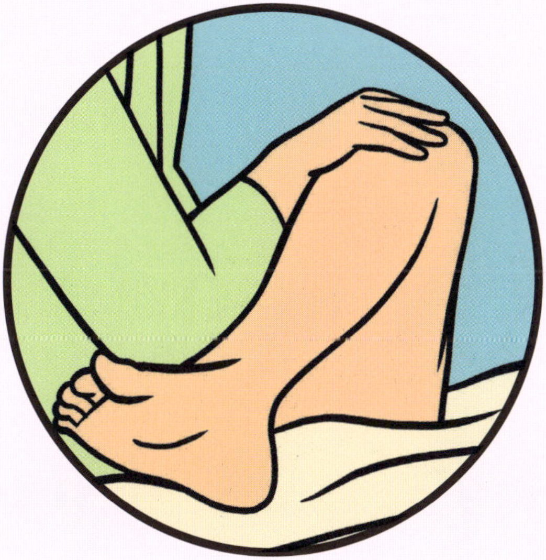

Maintenez la jambe avec une main posée à l'extérieur du genou pendant que l'autre exerce une pression sur celui-ci afin de replier la jambe en direction de l'épaule. Alternez mobilisations de la jambe et étirements passifs dans l'expiration en vous laissant guider pour que la massée vous dise stop.

En déposant le pied sur votre épaule tout en maintenant le genou avec votre main extérieure, exercez une profonde pression glissée sur l'arrière des cuisses. Ainsi réalisez la détente des ischios jambiers en posture sur le dos. Vous pouvez aussi utiliser le point ou l'avant-bras pour plus d'intensité et de pression.

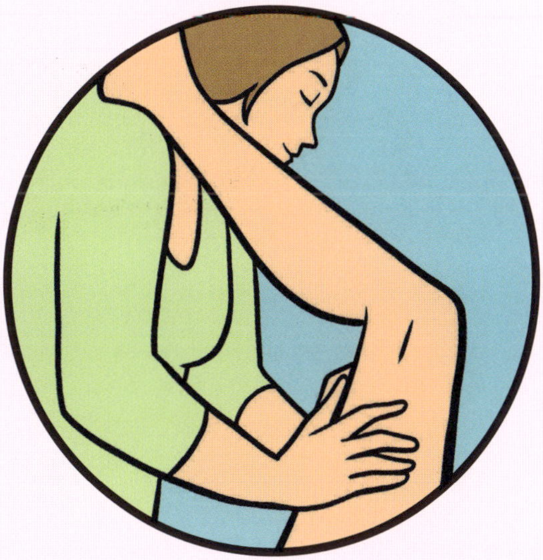

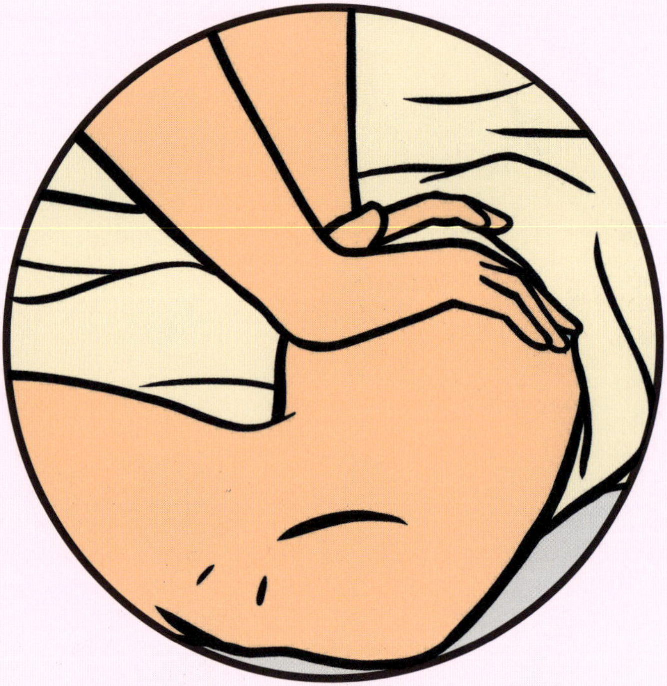

Si la souplesse de votre massée le permet, accentuez ces gestuelles en mobilisant la jambe vers l'intérieur pour réaliser une détente de l'extérieur de la cuisse, jambe repliée. Cela ajoute un étirement dans les fessiers et les lombaires fort agréable pour future maman.

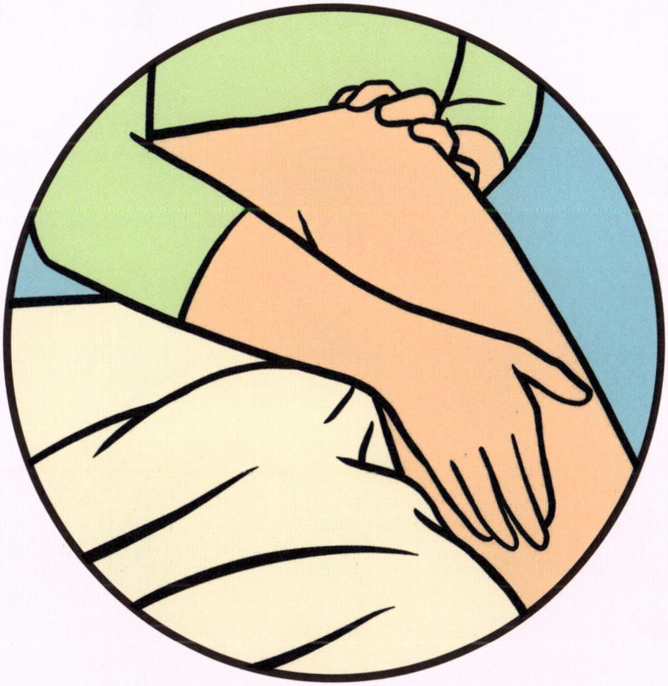

Pour détendre l'intérieur de la cuisse, réalisez une manœuvre opposée en posant le genou contre vous. Profitez de la détente du muscle adducteur dans cette position pour exercer des pressions glissées beaucoup moins douloureuses, si la future maman ressentait des tensions dans cette zone.

LE MASSAGE DE LA NUQUE

Si vous ne deviez réaliser qu'un seul massage, ce serait celui-ci ! D'une détente immense, il n'est pas réservé aux femmes enceintes, et donc, si je peux me permettre la suggestion, il peut être un merveilleux échange avec le co-parent.

Posez délicatement vos mains sur les clavicules et glissez lentement en les ouvrant pour englober les épaules.

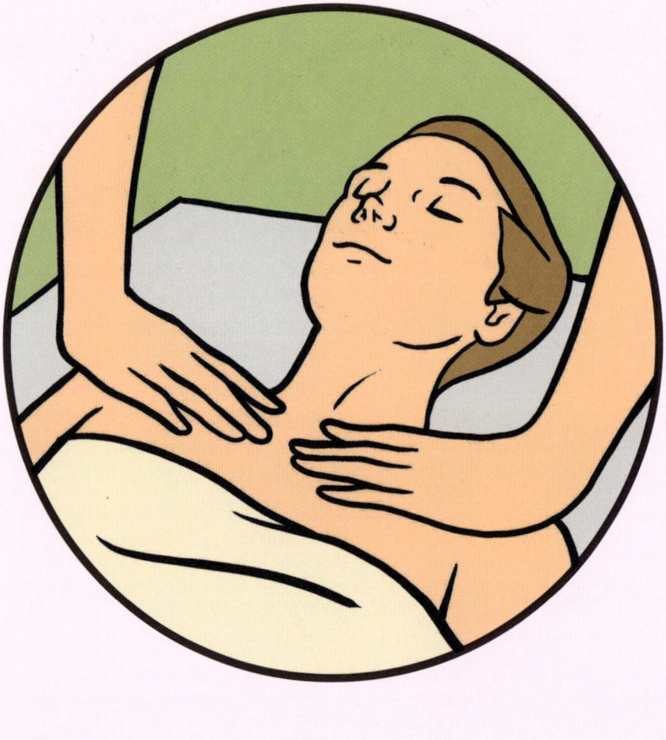

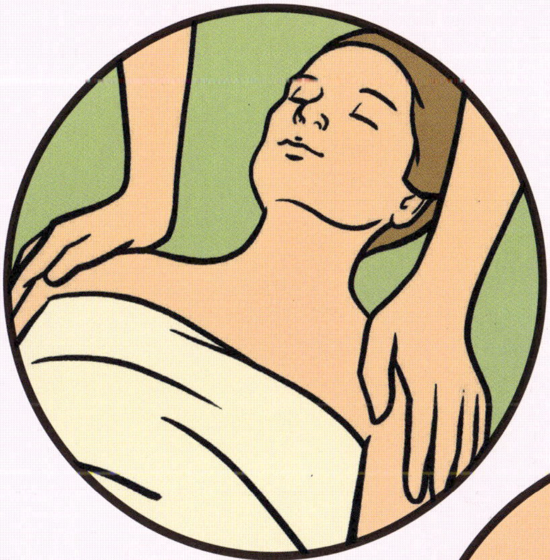

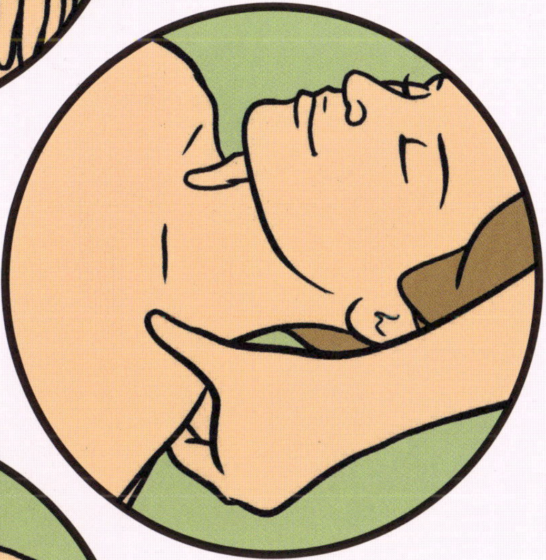

Remontez la pulpe de vos doigts le long des cervicales et terminez par un étirement de la nuque en attrapant le crâne à pleines mains, les bouts de vos doigts crochetés sous le rebord de l'occiput.

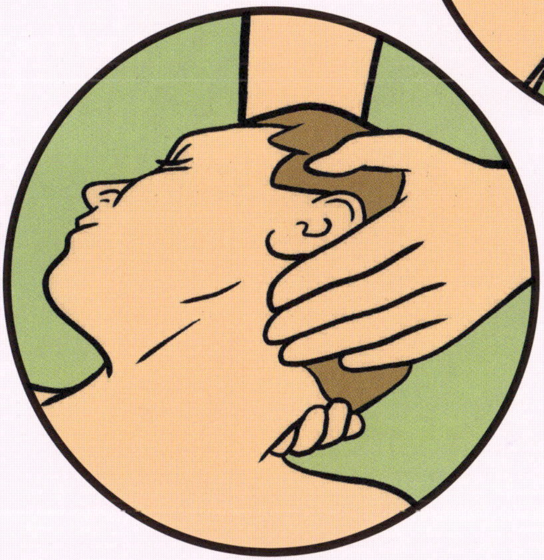

Pétrissez les trapèzes entre le pouce et les autres doigts en opposition puis remontez jusqu'à la base du crâne derrière les oreilles.

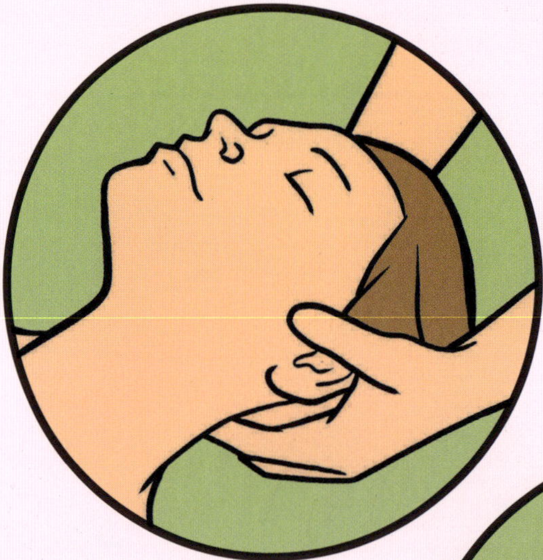

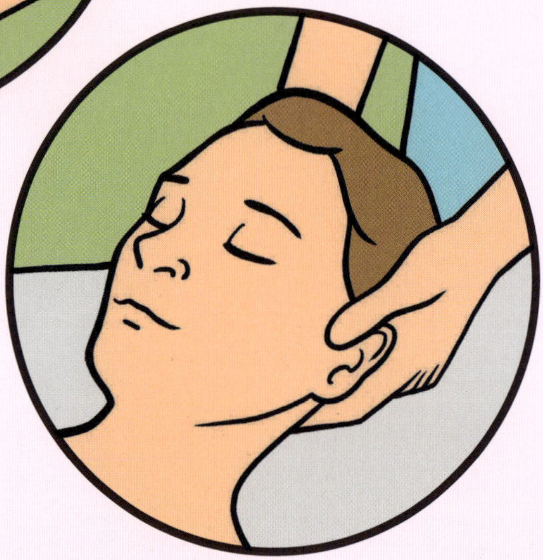

Étirez doucement l'épaule d'une main et de l'autre main, en opposition, étirez la base du crâne.

En passant vos mains sous la tête, et en poussant du bout de vos doigts vous pouvez effectuer une bascule du crâne qui permet de relever le menton.

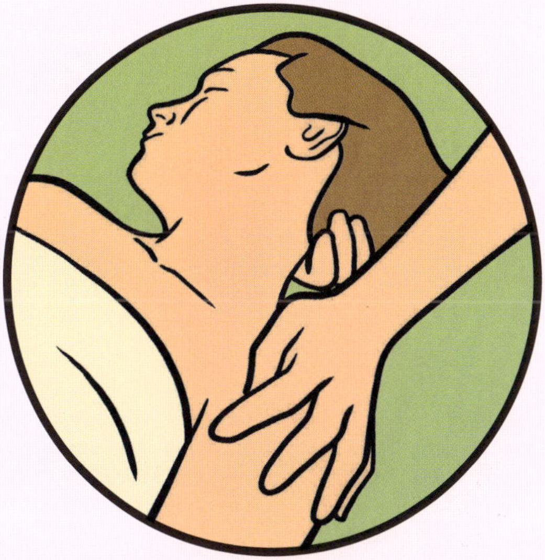

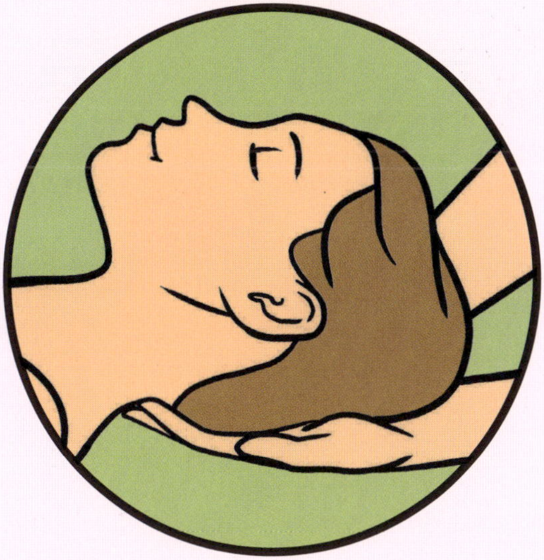

Pressez délicatement le muscle sterno-cléido-mastoïdien entre la pulpe de l'index et du majeur de chaque main puis exercez un étirement en venant exercer une légère pression dans le creux des clavicules et au-dessus de l'oreille, de façon à l'étirer complètement.

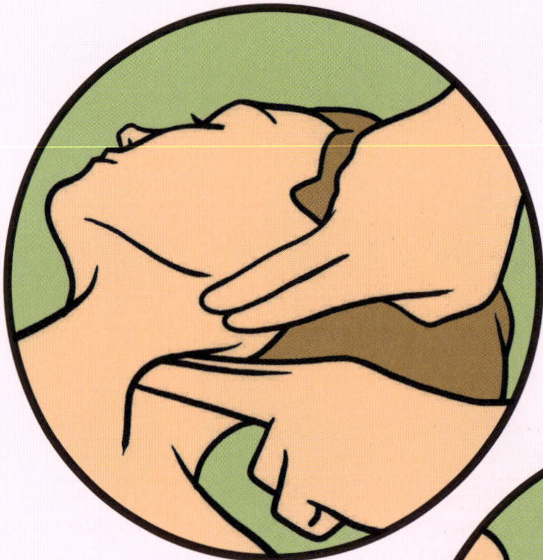

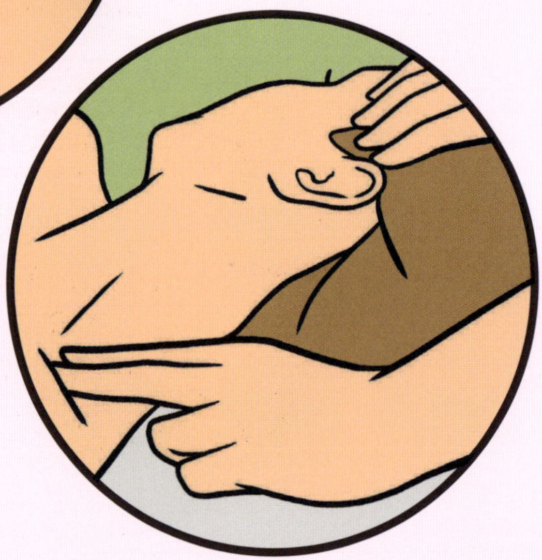

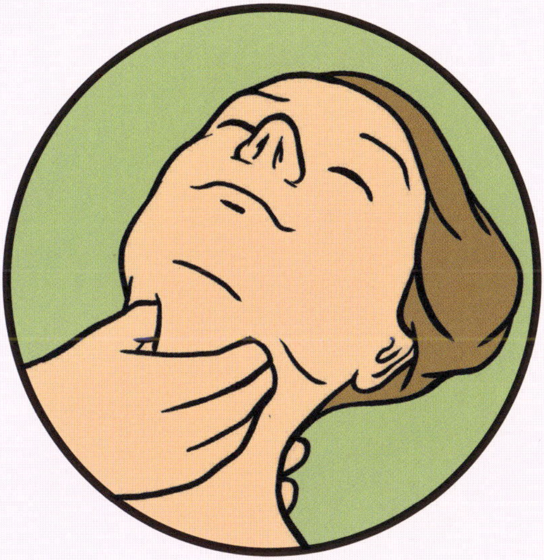

Attrapez délicatement l'os hyoïde entre vos doigts et mobilisez-le de gauche et de droite avec beaucoup de lenteur et de délicatesse sur une faible amplitude de mouvement.

Terminez par un grand étirement général de la nuque en basculant la tête de droite et de gauche et en maintenant sur l'épaule opposée.

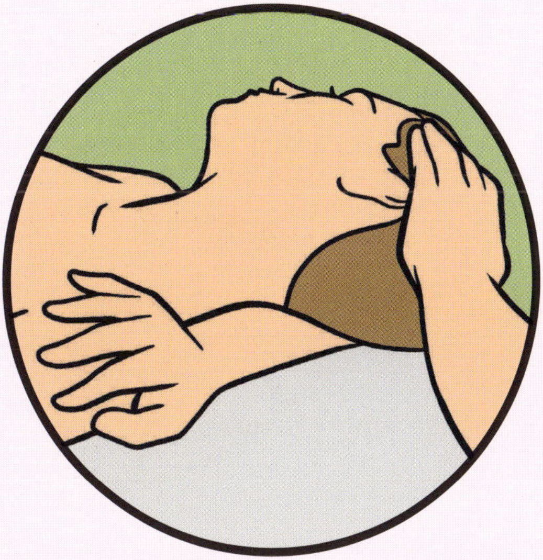

LE MASSAGE DES BRAS ET DES AVANT-BRAS

Petite détente express à ne pas négliger car elle peut parfois aider à libérer certaines tensions des cervicales. Il est également très agréable de commencer un massage par cette zone, pour se mettre en confiance et commencer à lâcher prise.

Si ce n'est pas le massage auquel on aurait pensé, il est agréable, notamment pour les femmes subissant des courbatures pendant leur grossesse. Il est une bonne entrée en matière pour un massage complet du corps.

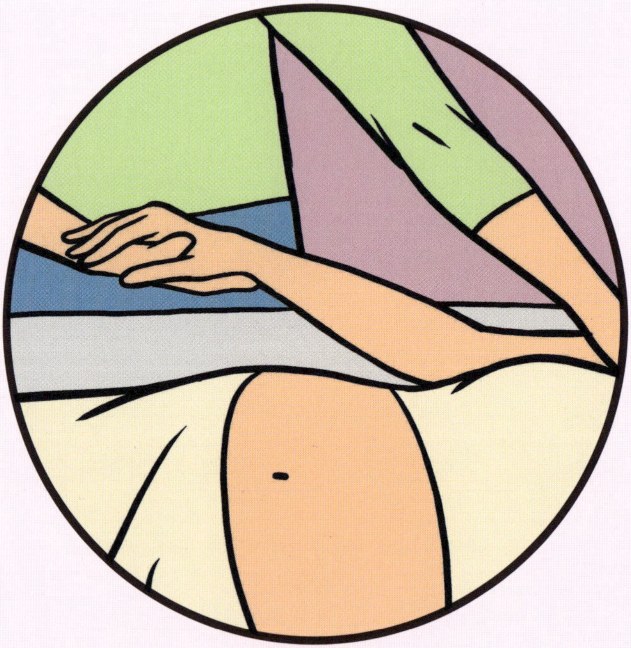

PRENEZ CONTACT EN POSANT LA MAIN DU BRAS MASSÉ SUR DE VOTRE ÉPAULE. EN CONTINUANT DE TENIR LA PERSONNE PAR LA MAIN, EFFECTUEZ DE GRANDS MOUVEMENTS GLISSÉS AVEC VOTRE AUTRE MAIN DISPONIBLE EN REMONTANT SUR L'EXTÉRIEUR DU BRAS ET EN DESCENDANT SUR L'INTÉRIEUR DU BRAS.

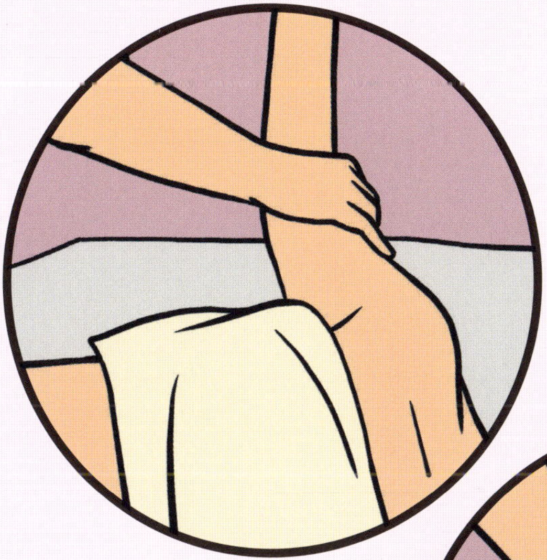

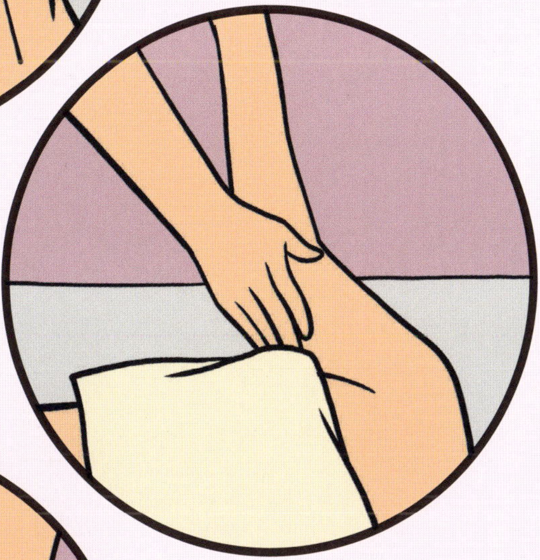

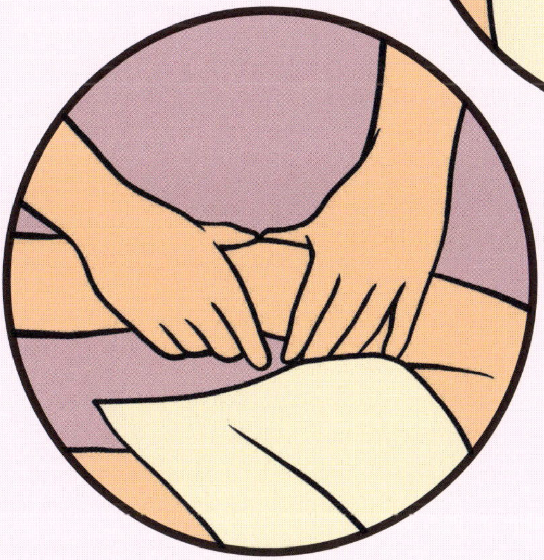

Effectuez des pétrissages, les mains alternées, sur l'avant-bras comme vous pétririez de la pâte à modeler.

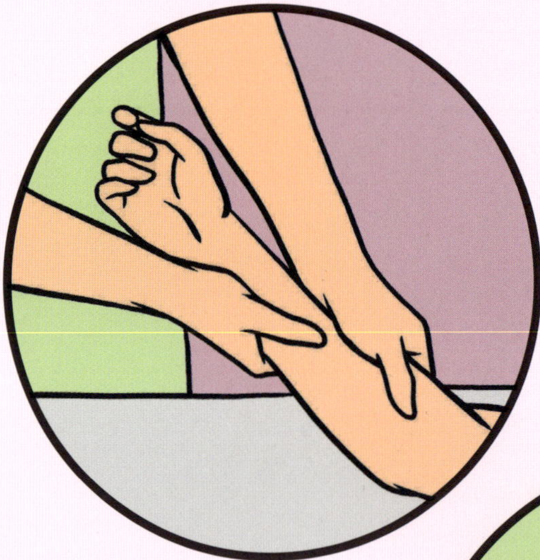

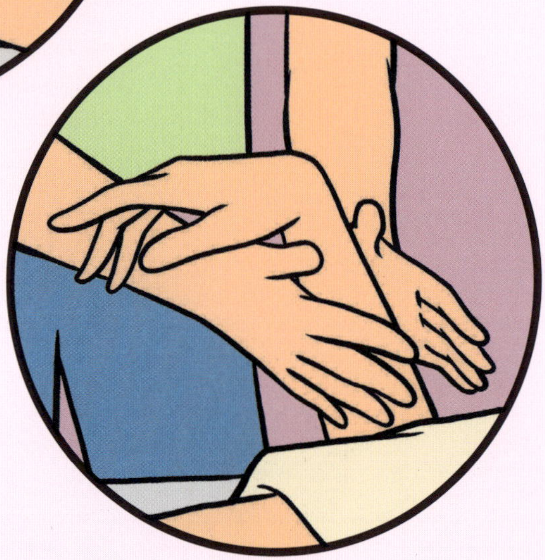

Terminez cette séquence par un grand étirement le bras au-dessus de la tête, et, enfin, ramenez le bras le long du corps pour pétrir la main.

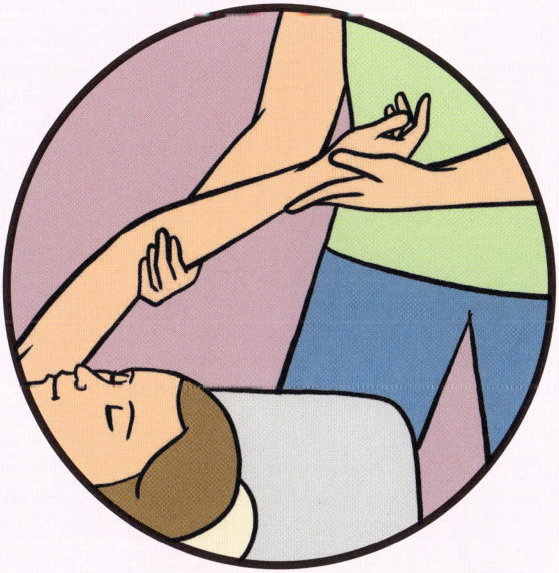

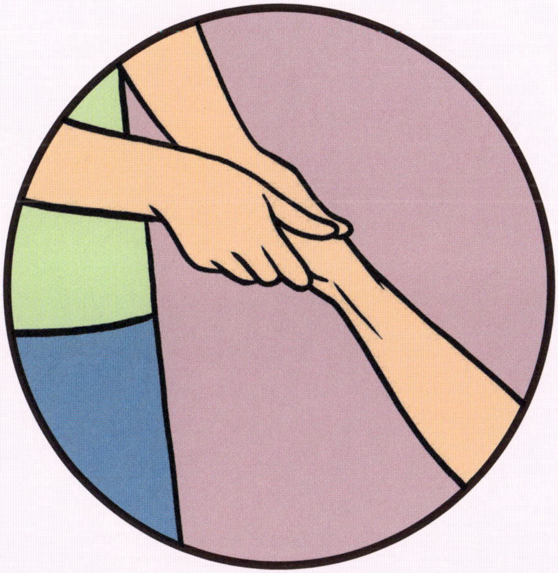

Parfois des véritables contractures musculaires s'installent au niveau des bras. Pratiquez alors de façon plus intense en utilisant vos poings.

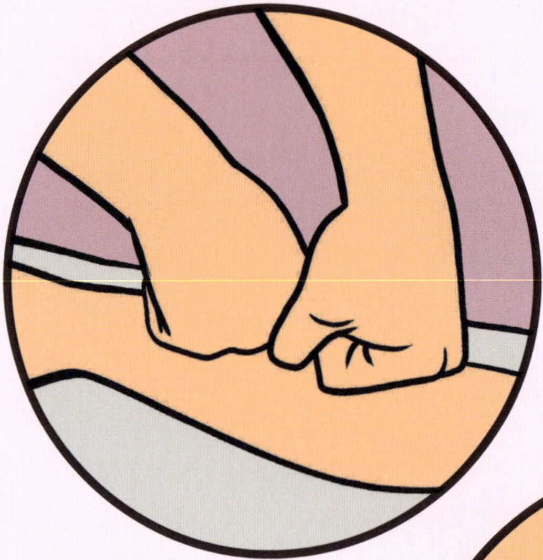

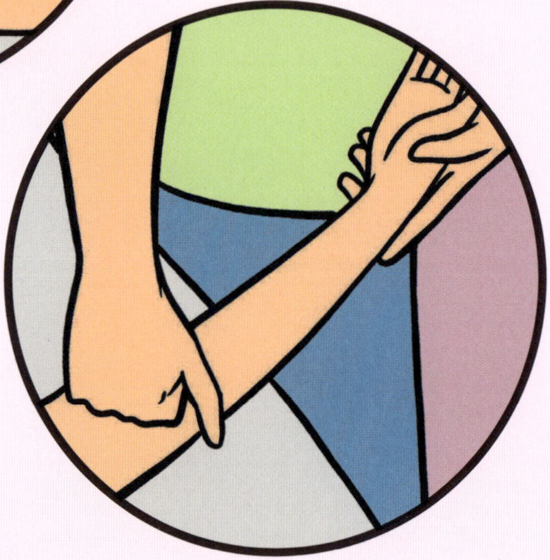

FAITES-LES GLISSER L'UN APRÈS L'AUTRE SUR L'AVANT-BRAS PUIS SUR LES BICEPS À L'INTÉRIEUR DU BRAS EN MAINTENANT LA MAIN DÉLICATEMENT DE FAÇON À RÉTRACTER LE MUSCLE. SOYEZ PLUS DÉLICAT OU DÉLICATE POUR EXERCER CETTE PRESSION GLISSÉE AVEC LE POING LORSQUE VOUS ABORDEZ LA ZONE DES TRICEPS. N'HÉSITEZ PAS À RELEVER LE BRAS AU-DESSUS DE LA TÊTE POUR PLUS DE FACILITÉ.

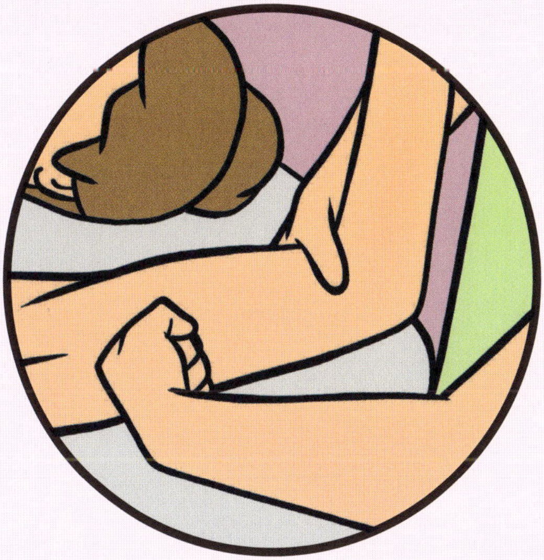

Enfin, une manœuvre plus exigeante en termes de précision : aller détendre le muscle subscapulaire en se glissant dans le creux de l'aisselle et du bout des doigts ou du pouce d'aller chercher le muscle situé entre l'omoplate et les côtes.

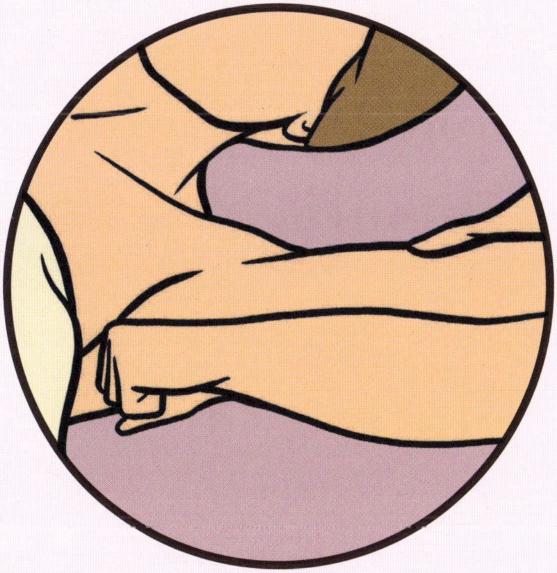

LE MASSAGE DU VISAGE ET DU CRANE

C'est un petit moment tout doux qui permet vraiment de se laisser aller. Il peut être très émotionnel et très relationnel. Parfois, pendant la grossesse, les femmes ne se sentent pas forcément très bien dans leur peau se trouvant moins jolies. Le massage du visage leur permet de reconnecter avec leur féminité, la délicatesse et la finesse de leurs traits… leur beauté.

Le massage du visage a de nombreuses vertus et se pratique à tous les stades de la grossesse. Le massage crânien permet de lutter contre la fatigue, de réduire les maux de tête, de combattre les insomnies et de soulager les tensions du haut du dos et de la nuque. Autant de bonnes raisons de ne pas s'en priver !

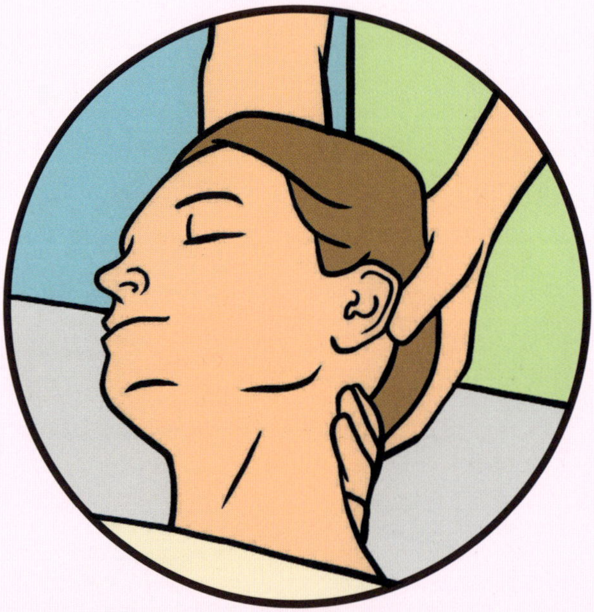

SOULEVEZ LE CRÂNE DÉLICATEMENT ET GLISSEZ UNE SERVIETTE OU UN FOULARD DESSOUS.

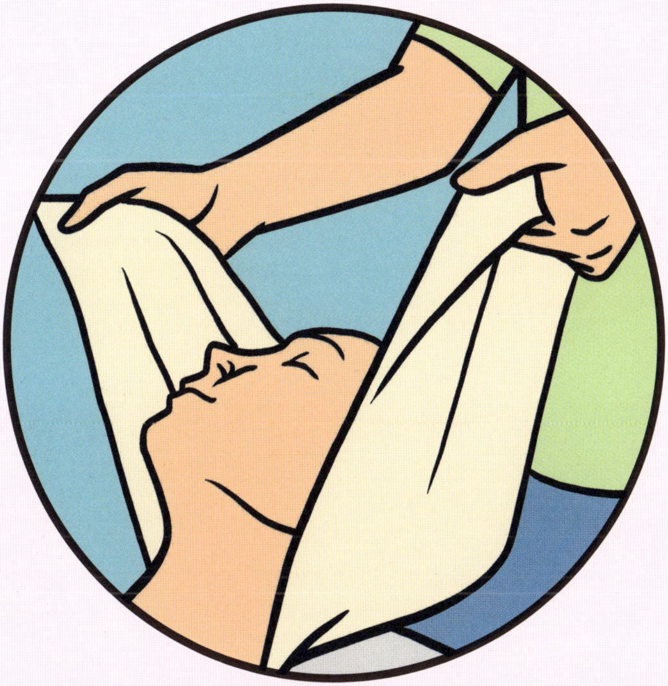

ATTRAPEZ CHAQUE CÔTÉ DE LA SERVIETTE OU DU FOULARD ET MOBILISEZ DÉLICATEMENT LE CRÂNE EN LE SOULEVANT. IL NE S'AGIT PAS DE SECOUER LA TÊTE MAIS DE CRÉER UN MOUVEMENT LENT ET APAISANT. N'HÉSITEZ PAS À EXPLORER LENTEMENT TOUTE L'AMPLITUDE DE MOUVEMENTS DE LA TÊTE.

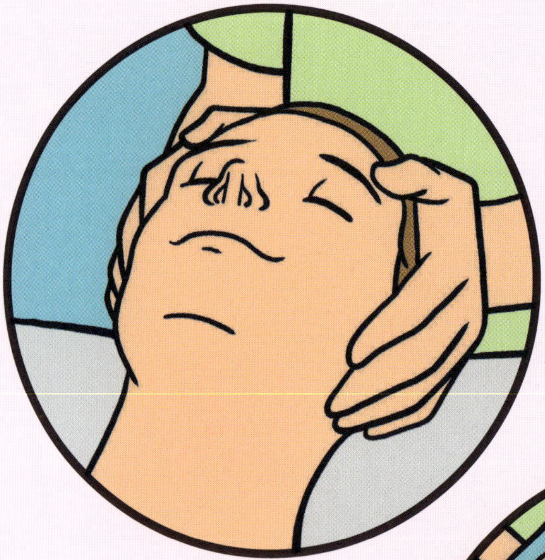

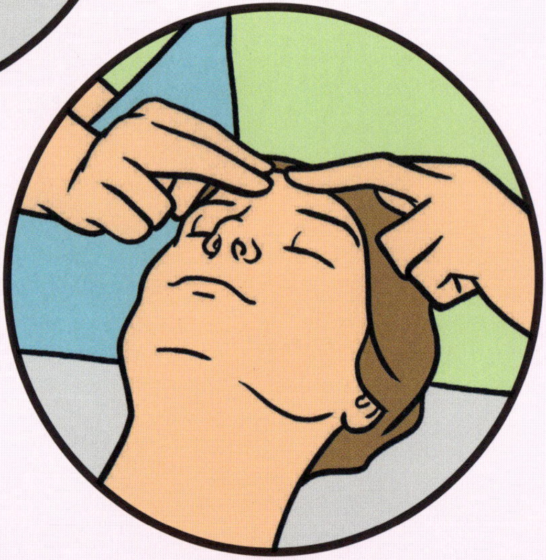

POSEZ VOS MAINS SUR LES TEMPES QUE VOUS POUVEZ MALAXER DE FAÇON CIRCULAIRE, PUIS VOS INDEX ET MAJEUR DE CHAQUE MAIN SUR LE FRONT QUE VOUS ALTERNEZ DÉLICATEMENT. PINCEZ DOUCEMENT ENTRE LE POUCE ET L'INDEX, LA BASE DU NEZ. EXERCEZ DES PRESSIONS GLISSÉES SUR LES SOURCILS EN PARTANT DU CENTRE À L'INTÉRIEUR ET VERS L'EXTÉRIEUR.

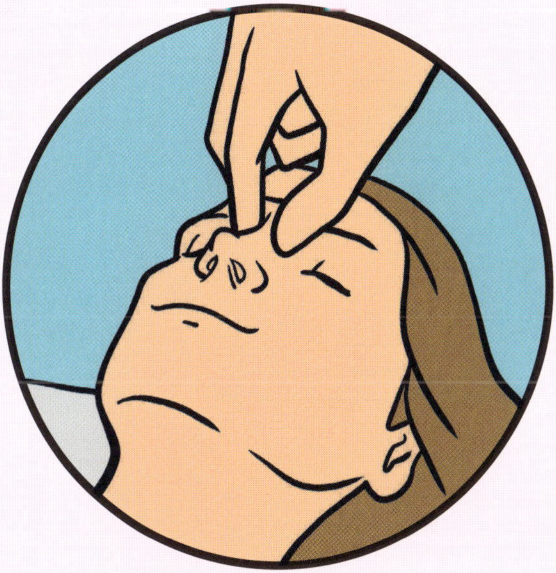

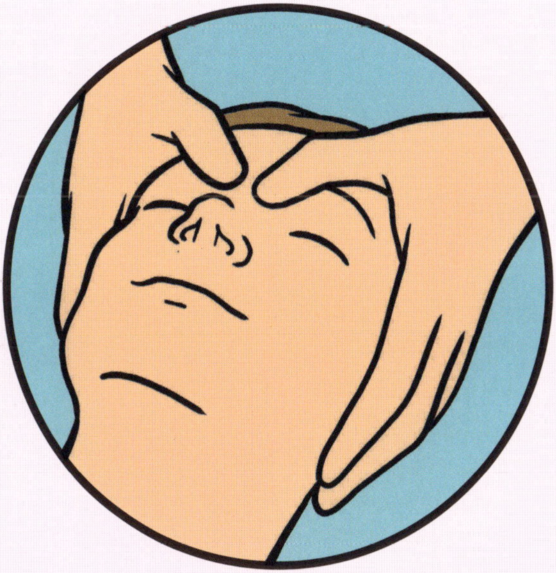

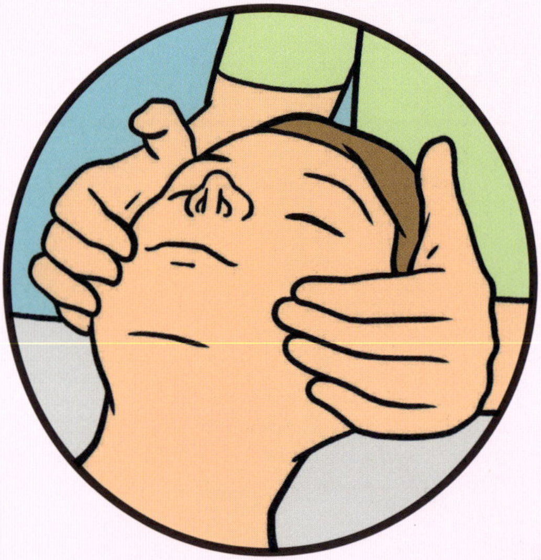

VOUS ALLEZ EXERCER UNE PRESSION GLISSÉE SUR LES MÂCHOIRES AVEC LA PULPE DES DOIGTS DE L'INTÉRIEUR DU VISAGE VERS L'EXTÉRIEUR EN REMONTANT, COMME POUR DESSINER UN SOURIRE. ATTRAPEZ LES REBORDS DE L'OVALE DU VISAGE AVEC LA PULPE DE VOS DOIGTS ET UN PINCEMENT DES POUCES EN OPPOSITION. GLISSEZ EN REMONTANT VERS LES OREILLES.

PÉTRISSEZ DU BOUT DES DOIGTS DE FAÇON CIRCULAIRE LES MUSCLES MASSETER.

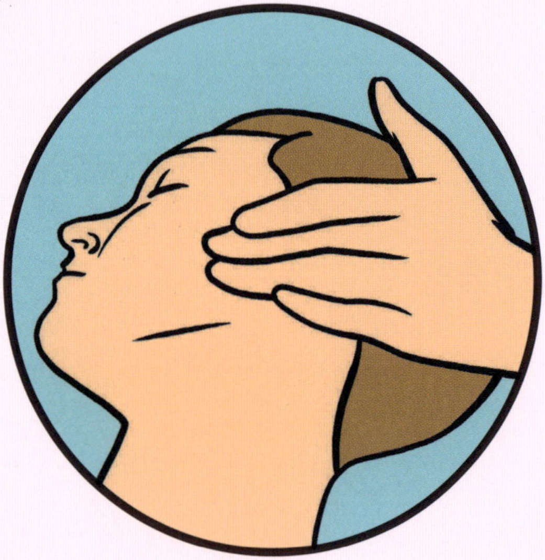

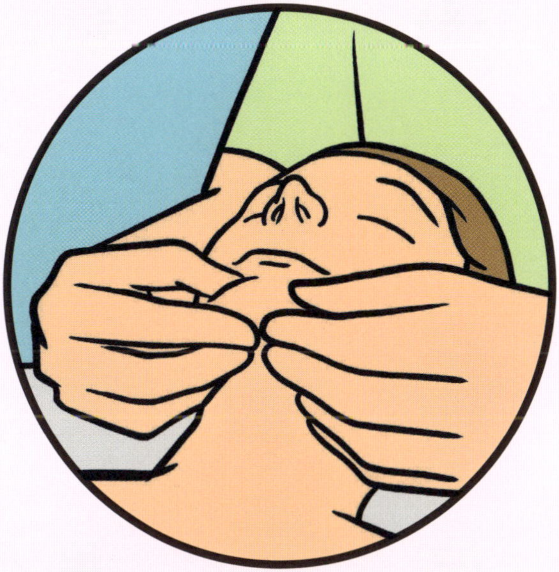

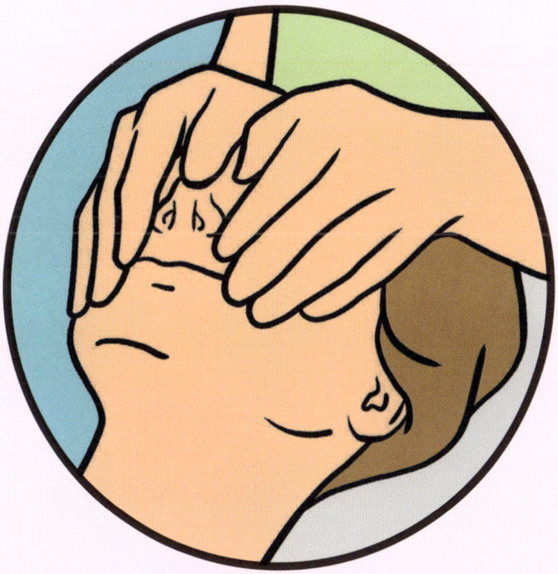

POSEZ DÉLICATEMENT VOS MAINS EN COQUE SUR LES YEUX APRÈS LES AVOIR FROTTÉES L'UNE CONTRE L'AUTRE POUR BIEN LES RÉCHAUFFER.

Enfin, terminez ce merveilleux massage par un malaxage du cuir chevelu sur toute la surface du crâne et exercez de légères pressions avec la pulpe des doigts juste au-dessus des oreilles.

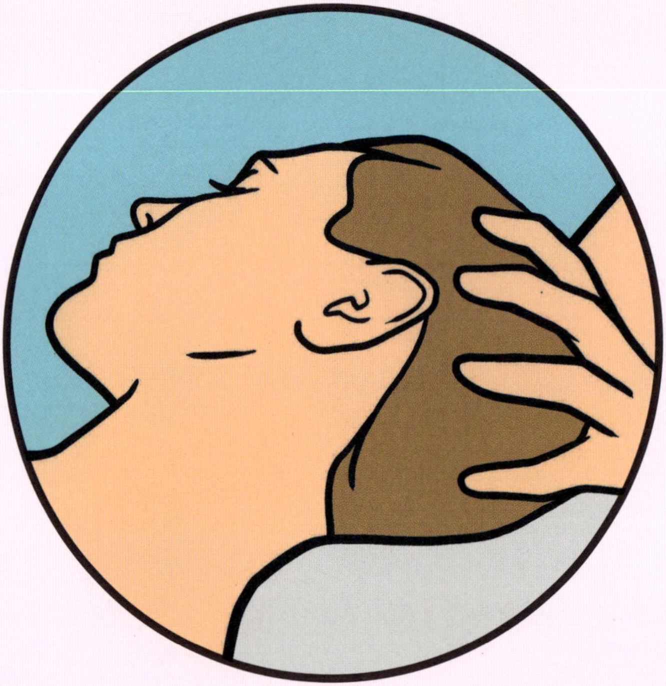

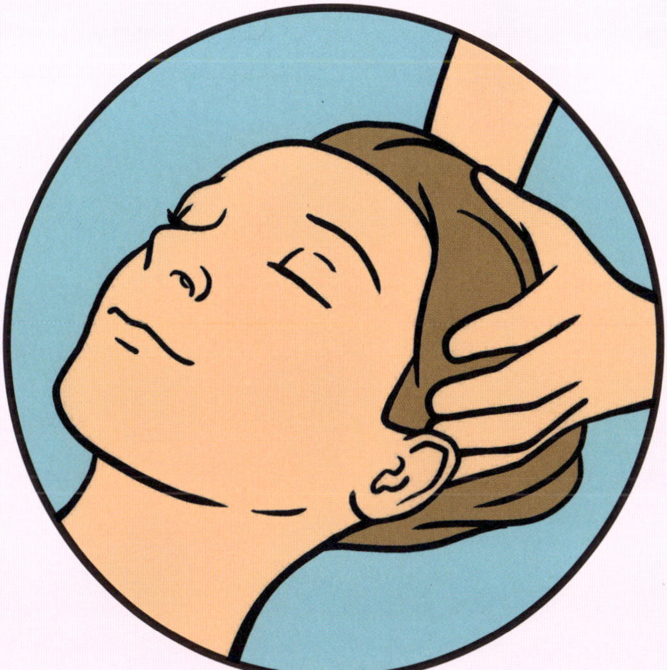

NOTES